中国古医籍整理丛书

济阴近编

清·陈 治 著

叶 平 张 丽 叶 骞
王欢欢 梁若茄 应敏丽 校注

中国中医药出版社

·北 京·

图书在版编目（CIP）数据

　济阴近编/（清）陈治著；叶平等校注 . —北京：中国中医药出版社，2015. 12

　（中国古医籍整理丛书）

　ISBN 978 – 7 – 5132 – 3001 – 8

　Ⅰ . ①济… 　Ⅱ . ①陈…②叶… 　Ⅲ . ①中医妇产科学 – 中国 – 清代 　Ⅳ . ①R271

中国版本图书馆 CIP 数据核字（2015）第 296662 号

中 国 中 医 药 出 版 社 出 版
北京市朝阳区北三环东路 28 号易亨大厦 16 层
邮政编码　100013
传真　010 64405750
三河鑫金马印装有限公司印刷
各地新华书店经销

*

开本 710 × 1000　1/16　印张 11. 5　字数 58 千字
2015 年 12 月第 1 版　2015 年 12 月第 1 次印刷
书　号　ISBN 978 – 7 – 5132 – 3001 – 8

*

定价　35. 00 元
网址　www. cptcm. com

国家中医药管理局
中医药古籍保护与利用能力建设项目
组织工作委员会

主 任 委 员 王国强

副 主 任 委 员 王志勇　李大宁

执行主任委员 曹洪欣　苏钢强　王国辰　欧阳兵

执行副主任委员 李　昱　武　东　李秀明　张成博

委　　　　员

各省市项目组分管领导和主要专家

（山东省）武继彪　欧阳兵　张成博　贾青顺

（江苏省）吴勉华　周仲瑛　段金廒　胡　烈

（上海市）张怀琼　季　光　严世芸　段逸山

（福建省）阮诗玮　陈立典　李灿东　纪立金

（浙江省）徐伟伟　范永升　柴可群　盛增秀

（陕西省）黄立勋　呼　燕　魏少阳　苏荣彪

（河南省）夏祖昌　刘文第　韩新峰　许敬生

（辽宁省）杨关林　康廷国　石　岩　李德新

（四川省）杨殿兴　梁繁荣　余曙光　张　毅

各项目组负责人

王振国（山东省）　王旭东（江苏省）　张如青（上海市）

李灿东（福建省）　陈勇毅（浙江省）　焦振廉（陕西省）

蔡永敏（河南省）　鞠宝兆（辽宁省）　和中浚（四川省）

项目专家组

顾　问　马继兴　张灿玾　李经纬

组　长　余瀛鳌

成　员　李致忠　钱超尘　段逸山　严世芸　鲁兆麟
　　　　郑金生　林端宜　欧阳兵　高文柱　柳长华
　　　　王振国　王旭东　崔　蒙　严季澜　黄龙祥
　　　　陈勇毅　张志清

项目办公室（组织工作委员会办公室）

主　任　王振国　王思成

副主任　王振宇　刘群峰　陈榕虎　杨振宁　朱毓梅
　　　　刘更生　华中健

成　员　陈丽娜　邱　岳　王　庆　土　鹏　王春燕
　　　　郭瑞华　宋咏梅　周　扬　范　磊　张永泰
　　　　罗海鹰　王　爽　王　捷　贺晓路　熊智波

秘　书　张丰聪

前 言

中医药古籍是传承中华优秀文化的重要载体，也是中医学传承数千年的知识宝库，凝聚着中华民族特有的精神价值、思维方法、生命理论和医疗经验，不仅对于传承中医学术具有重要的历史价值，更是现代中医药科技创新和学术进步的源头和根基。保护和利用好中医药古籍，是弘扬中国优秀传统文化、传承中医学术的必由之路，事关中医药事业发展全局。

1949 年以来，在政府的大力支持和推动下，开展了系统的中医药古籍整理研究。1958 年，国务院科学规划委员会古籍整理出版规划小组在北京成立，负责指导全国的古籍整理出版工作。1982 年，国务院古籍整理出版规划小组召开全国古籍整理出版规划会议，制定了《古籍整理出版规划（1982—1990）》，卫生部先后下达了两批 200 余种中医古籍整理任务，掀起了中医古籍整理研究的新高潮，对中医文化与学术的弘扬、传承和发展，发挥了极其重要的作用，产生了不可估量的深远影响。

2007 年《国务院办公厅关于进一步加强古籍保护工作的意见》明确提出进一步加强古籍整理、出版和研究利用，以及

"保护为主、抢救第一、合理利用、加强管理"的方针。2009年《国务院关于扶持和促进中医药事业发展的若干意见》指出，要"开展中医药古籍普查登记，建立综合信息数据库和珍贵古籍名录，加强整理、出版、研究和利用"。《中医药创新发展规划纲要（2006—2020）》强调继承与创新并重，推动中医药传承与创新发展。

2003～2010年，国家财政多次立项支持中国中医科学院开展针对性中医药古籍抢救保护工作，在中国中医科学院图书馆设立全国唯一的行业古籍保护中心，影印抢救濒危珍本、孤本中医古籍1640余种；整理发布《中国中医古籍总目》；遴选351种孤本收入《中医古籍孤本大全》影印出版；开展了海外中医古籍目录调研和孤本回归工作，收集了11个国家和2个地区137个图书馆的240余种书目，基本摸清流失海外的中医古籍现状，确定国内失传的中医药古籍共有220种，复制出版海外所藏中医药古籍133种。2010年，国家财政部、国家中医药管理局设立"中医药古籍保护与利用能力建设项目"，资助整理400余种中医药古籍，并着眼于加强中医药古籍保护和研究机构建设，培养中医古籍整理研究的后备人才，全面提高中医药古籍保护与利用能力。

在此，国家中医药管理局成立了中医药古籍保护和利用专家组和项目办公室，专家组负责项目指导、咨询、质量把关，项目办公室负责实施过程的统筹协调。专家组成员对古籍整理研究具有丰富的经验，有的专家从事古籍整理研究长达70余年，深知中医药古籍整理研究的重要性、艰巨性与复杂性，履行职责认真务实。专家组从书目确定、版本选择、点校、注释等各方面，为项目实施提供了强有力的专业指导。老一辈专家的学术水平和智慧，是项目成功的重要保证。项目承担单位山东中医药大学、南京中医药大学、上海中医药大学、福建中医药大学、浙江省中医药研究院、陕西省中医药研究院、河南省中医药研究院、辽宁中医药大学、成都中医药大学及所在省市中医药管理部门精心组织，充分发挥区域间互补协作的优势，并得到承担项目出版工作的中国中医药出版社大力配合，全面推进中医药古籍保护与利用网络体系的构建和人才队伍建设，使一批有志于中医学术传承与古籍整理工作的人才凝聚在一起，研究队伍日益壮大，研究水平不断提高。

本着"抢救、保护、发掘、利用"的理念，该项目重点选择近60年未曾出版的重要古医籍，综合考虑所选古籍的保护价值、学术价值和实用价值。400余种中医药古籍涵盖了医经、基础理论、诊法、伤寒金匮、温病、本草、方书、内科、外科、女科、儿科、伤科、眼科、咽喉口齿、针灸推拿、养生、医案医话医论、医史、临证综合等门类，跨越唐、宋、金元、明以迄清末。全部古籍均按照项目办公室组织完成的行业标准《中医古籍整理规范》及《中医药古籍整理细则》进行整理校注，绝大多数中医药古籍是第一次校注出版，一批孤本、稿本、抄本更是首次整理面世。对一些重要学术问题的研究成果，则集中收录于各书的"校注说明"或"校注后记"中。

"既出书又出人"是本项目追求的目标。近年来，中医药古籍整理工作形势严峻，老一辈逐渐退出，新一代普遍存在整理研究古籍的经验不足、专业思想不坚定等问题，使中医古籍整理面临人才流失严重、青黄不接的局面。通过本项目实施，搭建平台，完善机制，培养队伍，提升能力，经过近5年的建设，锻炼了一批优秀人才，老中青三代齐聚一堂，有效地稳定了研究队伍，为中医药古籍整理工作的开展和中医文化与学术的传承提供必备的知识和人才储备。

本项目的实施与《中国古医籍整理丛书》的出版，对于加强中医药古籍文献研究队伍建设、建立古籍研究平台，提高古籍整理水平均具有积极的推动作用，对弘扬我国优秀传统文化，推进中医药继承创新，进一步发挥中医药服务民众的养生保健与防病治病作用将产生深远影响。

第九届、第十届全国人大常委会副委员长许嘉璐先生，国家卫生计生委副主任、国家中医药管理局局长、中华中医药学会会长王国强先生，我国著名医史文献专家、中国中医科学院马继兴先生在百忙之中为丛书作序，我们深表敬意和感谢。

由于参与校注整理工作的人员较多，水平不一，诸多方面尚未臻完善，希望专家、读者不吝赐教。

国家中医药管理局中医药古籍保护与利用能力建设项目办公室

二〇一四年十二月

许 序

"中医"之名立，迄今不逾百年，所以冠以"中"字者，以别于"洋"与"西"也。慎思之，明辨之，斯名之出，无奈耳，或亦时人不甘泯没而特标其犹在之举也。

前此，祖传医术（今世方称为"学"）绵延数千载，救民无数；华夏屡遭时疫，皆仰之以度困厄。中华民族之未如印第安遭染殖民者所携疾病而族灭者，中医之功也。

医兴则国兴，国强则医强。百年运衰，岂但国土肢解，五千年文明亦不得全，非遭泯灭，即蒙冤扭曲。西方医学以其捷便速效，始则为传教之利器，继则以"科学"之冕畅行于中华。中医虽为内外所夹击，斥之为蒙昧，为伪医，然四亿同胞衣食不保，得获西医之益者甚寡，中医犹为人民之所赖。虽然，中国医学日益陵替，乃不可免，势使之然也。呜呼！覆巢之下安有完卵？

嗣后，国家新生，中医旋即得以重振，与西医并举，探寻结合之路。今也，中华诸多文化，自民俗、礼仪、工艺、戏曲、历史、文学，以至伦理、信仰，皆渐复起，中国医学之兴乃属必然。

迄今中医犹为国家医疗系统之辅，城市尤甚。何哉？盖一则西医赖声、光、电技术而于 20 世纪发展极速，中医则难见其进。二则国人惊羡西医之"立竿见影"，遂以为其事事胜于中医。然西医已自觉将入绝境：其若干医法正负效应相若，甚或负远逾于正；研究医理者，渐知人乃一整体，心、身非如中世纪所认定为二对立物，且人体亦非宇宙之中心，仅为其一小单位，与宇宙万象万物息息相关。认识至此，其已向中国医学之理念"靠拢"矣，虽彼未必知中国医学何如也。唯其不知中国医理何如，纯由其实践而有所悟，益以证中国之认识人体不为伪，亦不为玄虚。然国人知此趋向者，几人？

国医欲再现宋明清高峰，成国中主流医学，则一须继承，一须创新。继承则必深研原典，激清汰浊，复吸纳西医及我藏、蒙、维、回、苗、彝诸民族医术之精华；创新之道，在于今之科技，既用其器，亦参照其道，反思己之医理，审问之，笃行之，深化之，普及之，于普及中认知人体及环境古今之异，以建成当代国医理论。欲达于斯境，或需百年欤？予恐西医既已醒悟，若加力吸收中医精粹，促中医西医深度结合，形成 21 世纪之新医学，届时"制高点"将在何方？国人于此转折之机，能不忧虑而奋力乎？

予所谓深研之原典，非指一二习见之书、千古权威之作；就医界整体言之，所传所承自应为医籍之全部。盖后世名医所著，乃其秉诸前人所述，总结终生行医用药经验所得，自当已成今世、后世之要籍。

盛世修典，信然。盖典籍得修，方可言传言承。虽前此 50 余载已启医籍整理、出版之役，惜旋即中辍。阅 20 载再兴整理、出版之潮，世所罕见之要籍千余部陆续问世，洋洋大观。

今复有"中医药古籍保护与利用能力建设"之工程，集九省市专家，历经五载，董理出版自唐迄清医籍，都 400 余种，凡中医之基础医理、伤寒、温病及各科诊治、医案医话、推拿本草，俱涵盖之。

噫！璐既知此，能不胜其悦乎？汇集刻印医籍，自古有之，然孰与今世之盛且精也！自今而后，中国医家及患者，得览斯典，当于前人益敬而畏之矣。中华民族之屡经灾难而益蕃，乃至未来之永续，端赖之也，自今以往岂可不后出转精乎？典籍既蜂出矣，余则有望于来者。

谨序。

第九届、十届全国人大常委会副委员长

许嘉璐

二〇一四年冬

王 序

中医学是中华民族在长期生产生活实践中，在与疾病作斗争中逐步形成并不断丰富发展的医学科学，是中国古代科学的瑰宝，为中华民族的繁衍昌盛作出了巨大贡献，对世界文明进步产生了积极影响。时至今日，中医学作为我国医学的特色和重要医药卫生资源，与西医学相互补充、相互促进、协调发展，共同担负着维护和促进人民健康的任务，已成为我国医药卫生事业的重要特征和显著优势。

中医药古籍在存世的中华古籍中占有相当重要的比重，不仅是中医学术传承数千年最为重要的知识载体，也是中医为中华民族繁衍昌盛发挥重要作用的历史见证。中医药典籍不仅承载着中医的学术经验，而且蕴含着中华民族优秀的思想文化，凝聚着中华民族的聪明智慧，是祖先留给我们的宝贵物质财富和精神财富。加强对中医药古籍的保护与利用，既是中医学发展的需要，也是传承中华文化的迫切要求，更是历史赋予我们的责任。

2010 年，国家中医药管理局启动了中医药古籍保护与利用能力建设项目。这既是传承中医药的重要工程，也是弘扬优秀民族文化的重要举措，不仅能够全面推进中医药的有效继承和创新发展，为维护人民健康做出贡献，也能够彰显中华民族的璀璨文化，为实现中华民族伟大复兴的中国梦作出贡献。

相信这项工作一定能造福当今，嘉惠后世，福泽绵长。

国家卫生与计划生育委员会副主任

国家中医药管理局局长

中华中医药学会会长

王国强

二〇一四年十二月

马 序

　　新中国成立以来，党和国家高度重视中医药事业发展，重视古籍的保护、整理和研究工作。自 1958 年始，国务院先后成立了三届古籍整理出版规划小组，分别由齐燕铭、李一氓、匡亚明担任组长，主持制订了《整理和出版古籍十年规划（1962—1972）》《古籍整理出版规划（1982—1990）》《中国古籍整理出版十年规划和"八五"计划（1991—2000）》等，而第三次规划中医药古籍整理即纳入其中。1982 年 9 月，卫生部下发《1982—1990 年中医古籍整理出版规划》，1983 年 1 月，中医古籍整理出版办公室正式成立，保证了中医古籍整理出版规划的实施。2002 年 2 月，《国家古籍整理出版"十五"（2001—2005）重点规划》经新闻出版署和全国古籍整理出版规划领导小组批准，颁布实施。其后，又陆续制定了国家古籍整理出版"十一五"和"十二五"重点规划。国家财政多次立项支持中国中医科学院开展针对性中医药古籍抢救保护工作，文化部在中国中医科学院图书馆专门设立全国唯一的行业古籍保护中心，国家先后投入中医药古籍保护专项经费超过 3000 万元，影印抢救濒危珍、善、孤本中医古籍 1640 余种，开展了海外中医古籍目录调研和孤本回归工作。2010 年，国家财政部、国家中医药管理局安排国家公共卫生专项资金，设立了"中医药古籍保护与利用能力建设项目"，这是继 1982～1986 年第一批、第二批重要中医药古籍整理之后的又一次大规模古籍整理工程，重点整理新中国成立后未曾出版的重要古籍，目标是形成并普及规范的通行本、传世本。

为保证项目的顺利实施，项目组特别成立了专家组，承担咨询和技术指导，以及古籍出版之前的审定工作。专家组中的许多成员虽逾古稀之年，但老骥伏枥，孜孜不倦，不仅对项目进行宏观指导和质量把关，更重要的是通过古籍整理，以老带新，言传身教，培养一批中医药古籍整理研究的后备人才，促进了中医药古籍保护和研究机构建设，全面提升了我国中医药古籍保护与利用能力。

作为项目组顾问之一，我深感中医药古籍保护、抢救与整理工作的重要性和紧迫性，也深知传承中医药古籍整理经验任重而道远。令人欣慰的是，在项目实施过程中，我看到了老中青三代的紧密衔接，看到了大家的坚持和努力，看到了年轻一代的成长。相信中医药古籍整理工作的将来会越来越好，中医药学的发展会越来越好。

欣喜之余，以是为序。

中国中医科学院研究员

马继兴

二〇一四年十二月

校注说明

　　《济阴近编》由清代陈治撰。陈治（字山农，一作三农，号泖庄），华亭（今上海嘉定华亭）人，祖上五世为医，陈治将先祖的遗书综合成册，编纂成《证治大还》，《证治大还》中包括《济阴近编》五卷等。

　　据《中国中医古籍总目》记载，《济阴近编》现仅存清康熙间贞白堂刻本。藏北京图书馆、中国中医科学院图书馆、浙江中医药研究院图书馆、上海中医药大学图书馆、南京图书馆（残）、苏州中医院图书馆。

　　根据上述情况，本次校注以浙江省中医药研究院图书馆所藏清康熙间贞白堂刻本为底本。采用本校法为主，辅以他校法、理校法。校注原则如下：

　　1. 采用简体字横排，用新式标点，对原文进行重新句读。

　　2. 凡底本中因写刻致误的明显错别字，予以径改，不出校。

　　3. 底本中的异体字、古字、俗写字，统一以规范字律齐，不出校。

　　4. 某些名词术语，与现在通行者不同，如"脏腑"作"藏府"，一律改为规范简体字，不另出注。

　　5. 原书中模糊不清、难以辨认的文字，参考上海中医药大学图书馆藏本（清康熙间贞白堂刻本）直接补缺，不出校。参考上海中医药大学图书馆藏本，仍模糊不清、难以辨认的文字，以虚阙号"□"按所脱字数补入。

　　6. 原书目录本次整理据内容重新编排并置于正文之前。

7. 对个别冷僻字词加以注音和解释。

8. 原书卷前有"华亭陈治三农甫纂述栻玑先柴羔愚阅门人范嵩寿民姚廷让子逊校"字样，今一并删去。

9. 原书所引用前人方剂，凡剂量、炮制法、服用法有出入一般不作更动，以保持原貌。

10. 原书中"症""证"混用，难以按现在中医书中概念逐一区分，所以不影响原意的，一般不改不注。

11. 原书中有些观点，希望读者能够批判性继承。如"鸡与糯米同食，令生寸白虫"，读者不可全信。其他诸如此类，不另出注。

《证治大还》序

夫天地之长养万物者，好生之大道也。人之所以系仰于天地者，爱育之广泽也。然必有圣人，上承天之意，下为民之主，其要在安利之。而安利之要，不外乎济人之沉困夭扎，拯人之疾厄患害而已。所以圣王治世，首以己饥己溺为怀，而即继以寿国寿民为念。故夫医之为道，若黄帝之《内经》《三坟》①、长沙之《玉函》《金匮》。东垣、河间，代有其传；节庵、丹溪，各有其著。苟能潜心脉理之奥妙，药性之精微，其有济乎世人也不少。余于丁卯后，从豫章②来游吴会③，寄迹虞山，时往还于娄东嫪④邑，云间⑤槎水⑥之滨，所见璜溪陈氏《证治大还》一书，纂集多年，流传五世。而于药脉证治，分演详晰，论著切当，真有补轩岐之道，不惑乎后学矣，功亦伟哉！顾惜夫工程繁费，未能行世。阅数年，其孙三农名治者，以予一日

---

① 三坟：传说中国最古老的书籍。

② 豫章：古郡名。所谓豫章郡，即今江西省，这也是广义而言的豫章概念。狭义而言，豫章指今南昌地区。

③ 吴会：今绍兴的别称。

④ 嫪（liú 留）：地名。嫪城，上海市嘉定县的别称。

⑤ 云间：旧时松江府的别称。松江府约为今上海市吴淞江以南直至海边的整个区域。府治在华亭县，即今上海市松江县。松江古称华亭，别称有云间、茸城、谷水等。

⑥ 槎水：隶属于安徽省安庆市潜山县，位于潜山县北部，天柱山北麓。

之长，持其祖遗手泽①，将谋诸剞劂氏②，商序于余，深羡其堂构③之志，乐为之序云。

西昌七十四老人喻昌嘉言序

---

① 手泽：犹手汗。指先人或前辈的遗墨、遗物等。《礼记注疏》："父没而不能读父之书，手泽存焉尔。"

② 剞劂氏：指刻板印书的经营人。

③ 堂构：比喻继承祖先的遗业。

自　序

　　余家世业儒以续书香，由宋而元迄于今，以科目名世者亦比比矣。自先高祖霞山公肄业之暇，兼治岐黄，逐窥堂奥。洎①乎宦游江右荆湘②间，凡上台③与僚友抱疴者皆投之剂，无不立起。又广施药饵，楚豫之民赖以全活者无笇④。既而解组⑤归里门，治伤寒止一剂，治痨瘵仅两月，里闬⑥之赖以全活者尤无笇。视史饮上池水⑦而洞垣见腹不少逊。云所著者有《内经纂》《病缘诸杂症》《伤寒》《女科》《幼科》《外科》诸书，此余家医道之始也。阅曾大父而至于治，盖已五世于兹矣。邃嵩公有《璜溪医约解》，完朴公则有《医归寱言》，蓉城公有《外台秘典》《脉药骊珠》，所著各书，斟酌尽善，试无不验，洵⑧为医家宝筏。余念祖公宗德，济世利人，胥⑨在于是，不敢私为帐中之秘，次第择其近要者谋付梨枣⑩，以公宇内⑪。曩

---

　　① 洎（jì记）：到，及。

　　② 荆湘：位于长江中游地区的江汉－洞庭湖平原，巫山、武陵山屏障西境，东有幕阜、武功诸山与江西相隔，北以桐柏山、大别山与中原分野，南以五岭为界。

　　③ 上台：泛指三公、宰辅。

　　④ 笇（suàn算）：计算，计数。

　　⑤ 解组：解下印绶，谓辞去官职。

　　⑥ 闬（hàn汉）：里门，里巷。

　　⑦ 上池水：指凌空承取或取之于竹木上的雨露。

　　⑧ 洵：实在。

　　⑨ 胥（xū虚）：全，都。

　　⑩ 梨枣：书版的代称。

　　⑪ 宇内：天下。

岁①入都会，以此意质之大宗伯②龚公、中堂吴公、大司寇③徐公，蒙诸先生极为怂恿，锡④以叙。奈缘风尘奔走，未惶从事。兹游粤东，又请之总宪石公、方伯⑤张公、参宪⑥张公，亦各称善，并蒙赐序，捐资镌刻，则将五世之传浸浸⑦乎有大行之机矣。今而后宇内之老幼男妇之疾，不复致有误杀而枉毙者，皆制府⑧方伯再造之殊恩矣，而余更有私幸焉。夫自先高祖以迄于今，一百五十余年，其间沧桑兵燹⑨，时虑遗失，以致先人怨恫。何幸遗书无恙，手泽犹存，复得流传宇内，俾先高祖一片苦心，垂诸不朽。《书》云：父肯堂，子弗肯构⑩。治知免矣，此又非制府方伯之所赐哉！治不敢忘所自也，谨叙。

① 曩（nǎng攮）岁：往年。
② 大宗伯：《周礼》谓春官之长为大宗伯，掌礼制，爵为卿。
③ 大司寇：先秦官职。
④ 锡：通"赐"，赐予。《左传·隐公元年》："孝子不匮，永赐尔类。"
⑤ 方伯：古代诸侯中的领袖之称，谓一方之长。后泛称地方长官。
⑥ 参宪：封建社会中，属吏尊称长官为宪。
⑦ 浸浸：渐渐。
⑧ 制府：即制置司衙门，掌军务。
⑨ 兵燹（xiǎn显）：指因战乱而遭受焚烧破坏的灾祸。
⑩ 父肯堂子弗肯构：比喻子能继承父业。

小　叙

坤道维阴，阴尝不足，而易病者，何也？盖女子之经，同月之盈缺，女子之妊，系体之安危，已捐精耗血，而致亏元气矣。且深居闺阁之中，五性蕴结，性多偏执，或起居失宜，或阴阳乖戾，荣血即由此而愆期，鲜有不体惫神疲而致病也。特拈胎前、产后、经期通塞，与夫师尼、寡妇、室女，而另列女科一门，以别其异于男子之治法，其余诸证仍同男子，毋穿凿也。忆余曾大父髫①年肆志场屋②，壮岁涉猎诸子百家，读褚澄③书，深有悟于济阴之道，救困扶衰，遐迩咸服其有神异。当其颠危顷刻、命若悬丝之际，神功片匕，立起沉疴。及其晚年，尚志林壑④，活人无笇。每曰医以寄死生，治病而中其肯綮⑤难矣，而于女子为尤难。能明其内外两因之道，而不熟悉胎产、经期之证，虽胸罗《难》《素》，博览群书，夫复何益？于是将平生所著，尽削繁芜，聊存一二，俾后之从事者，以见济阴之道不谬云尔。

---

① 髫（tiáo 条）年：髫，古代小孩头上扎起来的下垂头发。髫年，幼年。

② 场屋：科举考试的场所。

③ 褚澄：字彦道，阳翟（今河南禹州）人。于南齐建元（479～480）中拜为吴郡太守，后官至左中尚书。据《南齐书·褚澄传》载，褚澄医术高明。著书《褚氏遗书》等。

④ 林壑：树林和山谷。

⑤ 肯綮（qìng 庆）：筋骨结合处，比喻事物的关键。

目 录

卷之一

女科 按女科惟胎、产、经、崩、师尼、寡妇与大方脉①为异耳，其余证治相同者，兹不复赘。

妇 女 脉

凡妇女右手脉大，尺脉盛，是为常脉。

经 脉

妇人尺脉数，为阳乘阴经，血乍多而在月前；尺脉微，为阴乘阳经，血乍少而在月后。

尺脉洪而数为血热，经水先期，色紫黑者为热甚；尺脉微而缓为血少，经水过期，过期而色淡者，肥人为湿痰，瘦人为血少，水混色紫者，血虚而热。

尺脉弦数滑大者，为血实气滞，经前少腹痛，色紫黑。

尺脉虚涩而紧者，气血俱虚，经后腹痛，或腰膝痛。

尺脉沉涩，或沉弦者，血因气滞，或郁怒伤肝，经水淋漓不断，或腹中绵绵作痛，或腰胁引痛。

尺脉沉细，为劳伤，气血冲任虚衰，过期不至；脉细

---

① 大方脉：我国北宋官方卫生机构医学分科中方脉科的一种，是专门治疗成年人的疾病的，相当于现在的内科。

涩，或经血未止而姤①，阴阳余血留于经络，淋漓不断。

尺脉微小，为冲任虚损，又为风寒所乘，经水不调，赤白带下。尺脉绝不至，主经不利，气攻胸膈，小腹引腰痛。

尺脉滑，血气实，经络不利，月事不通。

右尺按之空虚，是气血俱脱，大寒证，主经不调。

右尺沉细而数疾，或沉弦而洪大有力，此皆脾胃亏损，湿热下陷，与相火合，主经漏不止，其色紫黑。

脉细软而驶疾也，尺脉沉弱而近驶，细软为湿，驶数为热，尺沉为郁滞，主经不调，临经腹痛如刺。

寸脉弦，关脉沉，为肝病，主经不利，兼腹痛、孔窍生疮。又云：少阴之脉滑又数者，阴中生疮。

右关沉而急，左尺微而涩，或浮或滑而断绝不匀，皆经闭不调之候也。

妇人得革脉为半产漏下。

肾脉微涩为不月，又脉迟为不月。

师曰：寸口脉微而涩，微则卫气不足，涩为血气无余。卫不足，其息短，其形燥；血不足，其形逆，荣卫俱虚，言语谬误。跌阳脉微而涩，涩则胃气虚，虚则短气，咽燥而口苦，胃气涩则失液。少阴脉微而迟，微则无精，迟则阴中寒，涩则血不来，此为居经，三月一来。

---

① 姤（gòu 构）：同"遘"。相遇。

问曰：妇人妊娠三月，师脉之言，此妇人非躯①，今月经当下，其脉何类，何以别之？师曰：寸口脉微浮而大，荣反而弱，浮大则气强，反弱则血少。孤阳独浮，阴不能吸，二气不停，卫降荣竭，阴为积寒，阳为聚热，阳盛不润，经络不足，阴虚阳实，故令少血。时发洒淅②，咽燥汗出，或溲稠数，多吐涎沫，此令重虚。津液漏泄，故知非躯。畜③烦满洫④，月禀一经三月而来，阴盛则泻，名曰居经，谓右脉浮大，左脉虚弱也。师曰：脉微血气俱虚，年少者亡血也，乳子下痢为可，否则此为居经，三月一来。

问曰：妇人病，经水断一二月而反经来，今脉反微涩，何也？师曰：此月前若当下利，故令妨经，利止，月经当自下，此非躯也。

怀孕七月而不可知，时时衄血而转筋者，此为躯也。衄时嚏而动者，非躯也。

师曰：脉微弱而涩，年少得此为无子，中年得此为绝产。

少腹冷，恶寒久，年少得此为无子，中年得此为绝产。

师曰：肥人脉细，胞有寒，故令少子，其色黄者，胸

---

① 躯：身孕。
② 洒淅：寒颤貌。
③ 畜：同"蓄"，积累。
④ 洫（xù序）：昏惑，迷乱。

上有寒。

女人德性诊

《太素脉①》云：人左右寸口脉常弱而清净，主德性涵淑；紧而短数，主性急躁。

女人思淫诊

《太素②》云：妇人脾脉太弱，肾脉太旺，无土制水，生平淫逸。心脉散乱，浮沉不定，主淫思。尺脉浮沉迟速不定，主思想有约。室女三部脉洪紧而大，乃血脉旺行也。若脉细不应指，或尺脉浮洪，盛而不匀，皆意在思男也。又《脉语③》云：肝脉独长，主多淫。

经　水

尺脉血气实，尺弱小，血枯经闭。左寸沉结为结，浮弱为血虚。寸关如故，尺脉断绝或沉，主月经不利。左尺微迟，经水三月一来。三部俱微，气血俱虚，年少者为亡血，涩弱者血枯绝产。左尺缓，经水过多不止；沉数，经水不及期；沉紧，寒邪客于血室，血闭腹痛；寸弱关浮尺细，月经不调，收经必早。

---

① 太素脉：即《太素脉秘诀》，为脉学著作，由明代张太素撰。
② 太素：即《黄帝内经太素》，由隋唐时代医学家杨上善撰。
③ 脉语：脉学著作。一名《脉学精华》，由明代吴昆撰。

丹溪云：经水者，阴血也，阴必从阳，故其色红，禀火化也。血为气配，随气而行，依阳而运，气热则热，气寒则寒，气升则升，气降则降，气凝则凝，气滞则滞，气清则清，气浊则浊。成块者，血之凝也；将行作痛者，气之滞也；错经妄行者，气之乱也；紫者，气之热也；黑者，热之极也；经少色淡者，血虚也；行后作痛，力倦食少者，气血俱虚也。肥人饮食如常，而经水不调者，湿痰粘于血海也。

云岐子云：脓腐作臭者，胃中湿热流于胞中也；泥色黄水者，脾胃湿热陷于冲任也；成块成片者，热极气滞而血瘀也；紫块坚凝，痛甚难行者，风寒搏于血海也。今人不加详察，但见紫黑作痛者，悉指为风冷，俱用温热之剂，祸不旋踵。岂知寒则凝，既行而紫黑，其非寒也，明矣。

经水过期不及期

王子亨云：阳太过则先期而至，阴不及则过期而来。其间乍多乍少、断绝不行，皆由阴阳衰盛之所致也。

薛立斋云：经水过与不及皆虚也，当理心脾为主。盖心统诸经之血，脾为生化之源，心脾和平，则经候如常；脾胃虚损，心火妄动，斯月经不调矣。然过期之中，有心脾经血虚者，有肝经血少者，有气血俱虚者，有痰气闭塞者，有久郁伤脾者，有寒凝血室者。治法：心脾经血虚者，四物加参、术，或人参养荣汤参、术、芪、归、陈、草、桂、芍、熟地、五味、茯、远、姜、枣。肝经血少者，六味丸熟地、山萸、山药、茯、泽、丹，四物汤送下。过期色淡，气血两虚者，八珍汤参、术、苓、草、熟地、归、芎、芍加炮姜、红花。久郁伤脾者，归脾汤参、芪、术、茯、枣仁、远、归、草、术、香、元眼①、姜、枣。寒凝血室者，桂香散。痰气闭塞者，导痰汤南、半、橘、枳、赤茯、草、姜加芎、归、香附。过期作痛，虚中挟热者，四物加条芩、丹皮、香附、生地。

不及期之中，有血分有热者，有肝经血燥者，有脾经郁火者，有肝经怒火者，有劳役火动者。血分有热，四物加生地、丹皮、芩、连、柴胡、荆芥。肝经血燥，加味逍遥散本门加生地。脾经郁火，归脾汤加香附、山栀、抚芎。肝经怒火，养血平肝散归、芍、芎、生地、柴、木香、附、草。劳役动火，补中益气汤参、术、芪、草、归、柴、升、姜、枣。肥人不及日数而多痰者，多血虚、血热，四物合导痰汤芎、归、芍、熟地、半、南、橘、枳、赤茯、草、姜加黄连、白术、香附。紫黑成块者，四物加生地、芩、连、连翘、香附、五灵脂、姜黄、木香。将行作痛者，四物加槟榔、木香、肉桂、莪术、姜黄、玄胡索。脓腐作臭者，加味平胃散本门。泥色黄水者，连翘白术汤本门。七情郁结，血随气滞

---

① 元眼：龙眼之别名。

者，桂枝桃仁汤本门。血结成块作痛者，行经红花汤归尾、红花、赤芍、紫威、牛膝、苏木、桃仁、玄胡、香附、青、桂心、寄奴。经水适来适断，寒热往来者，四物合小柴胡汤柴、苓、参、半、草。经水已过，腹中绵绵走痛者，血行而滞，气未尽也，四物加木香、香附、青皮。经水已过，力倦食少而作痛者，气血虚而有火也，八珍汤加黄连。经水已过，腹中绵绵痛无休息者，血虚有寒也，四物加参、术、炮姜、肉桂。经行后身热，脉数，头昏者，血虚不能制火也，四物加黄芩、丹皮、玄参、荆芥、生地。经水不调，脉微，食少，体倦，发热者，脾胃虚也，补中益气汤参、术、芪、草、归、柴、升。经少色淡者，气虚也，保元汤参、术、草、陈、枣、姜。经后肢节屈伸作痛者，血虚有火，而筋失所养也，四物加木瓜、牛膝、薏苡仁。

东垣云：女人经水未至从少阴，已至从厥阴，已绝从太阴。未至从少阴者，以肾主壬癸水也；已至从厥阴者，以已至不调则宜理肝，以肝为血海也；已绝从太阴者，以已绝又来则宜补脾，以脾统血也。

褚澄云：女人天癸既至，逾十年无男子合则不调。未逾十年，思男子合亦不调。不调则旧血不出，新血误行，或渍而入骨，或变而为肿，逆于头面肢体之间，则重痛不宁，内渗窍穴，则淋沥不已，后虽合而难子。

滑伯仁治一妇，经水将来，脐下绞痛如刀刺，寒热交作，下如豆汁，既而下水，两尺沉涩欲绝，余皆弦急，此寒邪搏于冲任，血将行而邪与之争，故作绞痛，寒气生浊，故下如豆汁。当以辛散苦温之剂，令先经期五六日服之，凡三次，经调而孕。

薛立斋治一妇，经行脐腹痛甚，用桂枝桃仁汤而愈合。又治一妇，经行劳役，忽昏暗、面赤、吐痰，此乃去血过多，阳无所附故耳。令饮童便碗许，神思渐爽，更用参、芪、归、芎各三钱，玄参、麦门冬、五味子、白芍、柴胡、山栀、甘草各一钱，调治，渐愈。

汪石山治一妇，经水紫色，或前或后，临行腹痛，恶寒喜热，脉细濡近滑，两尺重按略洪而滑，此血热也。遂以黄连四两，酒煮香附、当归各二两，五灵脂一两，粥丸，服之愈。

逍遥散

当归　芍药　白术　茯苓　柴胡　薄荷　甘草

加丹皮、山栀，名加味逍遥散。

桂枝桃仁汤云岐　治七情郁结，血随气滞，经行腹痛。

桂枝　桃仁　生地　芍药　甘草　生姜

加味平胃散　治脾胃湿热，流于泡①中，经水脓腐作臭。

苍术　厚朴　陈皮　赤芍　生地　条芩　连翘　地骨皮　茯苓　滑石　甘草

---

① 泡：据文义当为"胞"。

连翘白术汤 治脾虚湿热，经水如泥色黄水。

连翘 白术 茯苓 甘草 芍药 生地 升麻 地骨皮 黄连 山药

桂香散 治寒凝血室，经行成块，绞痛，或手足厥冷，唇面青黑，尺脉微迟。

桂枝 苏叶 荆芥 乌药 玄胡索 香附 当归 五灵脂 川芎 桃仁 莪术 木香

陈三农云：月经者，一月一经，像月盈则亏也。经行之际，最宜紧慎，否则与产后症相类，禁用苦寒、辛散之药。若被惊恐、劳役，则血气错乱，经脉不行，多致劳瘵等疾。若逆于头目、肢体，则重痛不宁。若怒气伤肝，则头晕、胁痛、呕血、瘰疬、痈疡。若经血内渗，则窍穴淋沥无已矣。

周慎斋云：经前作痛，此血气凝滞为有余，四物加香附、玄胡索、红花。经后作痛，此气血虚弱为不足，四物加人参、姜、桂、甘草。经行后七八日，或十数日不止，宜大补气血，用十全大补汤_{参、术、苓、草、芎、归、芍、熟、芪、桂}。经行腹痛，愈痛而经愈多，甚至痛死者，系火之搏击也，宜行血敛血，令其脾之能统，不兼之以破血则火不散，血亦无由而止，用黄芩、芍药以敛血，芎、归、苓、术以行气理脾，益母草破气中之血，玄胡索破血中之气，香附开其郁热。虚加人参，理脾则血可统，火散则血可止。将行作痛属血郁滞者，四物加红花、桃仁、姜黄、莪术、肉桂、玄胡索。

陈三农治一妇，经行后作痛，用八珍汤<small>参、术、苓、草、芎、归、芍、熟地</small>加杜仲一钱，玄胡索、香附各五分，煎服，愈。

又治一妇，经行作胀作痛，行后又痛又胀，如是二三年余矣，大便燥，小便微痛微镨①，肝脉弦滑，余皆沉细而缓。弦乃脾土不足，滑乃脾有湿痰，乃脾虚湿不流也，用参苓白术散<small>参、术、茯、草、薏仁、扁豆、山药、莲肉、砂、桔</small>加松花、木香，以行其滞而渐愈。

一妇经后凝血成块在左，泄泻不止，完谷不化，血块暴下如注，臭秽难堪。经候不调，脾胃因而下损，且经漏不止，前阴之气血已脱；泄泻不止，后阴之气血下陷，总是热症，而下焦久脱，亦化于寒矣。泻寒以热，泻湿以燥，宜大升大举，以助肝木，主发升长。遂以柴胡、升麻各五分，炙草、陈皮、归身、黄芪各一钱，人参、神曲各钱半，白术二钱，黄芩少许，每二钱，水煎，热服而愈。

一妇经水不调，未来先痛，行后又痛，用人参、炙草、川芎、肉桂、丹皮（酒洗）各五钱，白术、茯苓各一两半，当归（酒洗）、白芍（酒炒）、益母草（酒洗、蜜拌）各一两，白芷、木香各三钱，糊丸。

一妇经前作痛，且有白带，用十全大补汤<small>八珍加芪、桂</small>

---

① 镨（cáo 曹）：穿透之意。《集韵》："镨，穿也。"

加玄胡索、益母草、木香而安。

流气逐瘀汤 治将行腰腹作痛，气滞血凝，紫黑成块者。

归尾　川芎　赤芍　莪术　姜黄　桃仁　肉桂　五灵脂　乌药　香附　玄胡索

女宝丹 治经行作痛，及经闭不通，及痛经、难产，及经脉不通，遍身作痛，中风瘫痪。

何首乌二两，去皮　川乌　草乌各四两，湿纸包煨，去黑皮，切厚片，酒煮至不麻为度　苍术泔水浸润，酒拌炒，四两　当归酒洗　两头尖①各二两　桔梗　粉草②　防风　白芷　川芎　人参　天麻　茴香　荆芥　白术　麻黄各四两　木香　血竭　细辛各一两

炼蜜丸如弹子大。

经水不通，桃仁、苏木、当归煎汤下。难产，红花汤下。中风瘫痪，麻黄汤下。遍身气痛，木香汤下。经水逆行，鱼胶切、炒，新绵灰、米汤下，二钱。

治妇人血淋漓。

当归　甘草　木香　乌药　香附

治妇人气血痛。

青木香　槟榔　黑丑　小茴　香附　当归　玄胡索各四钱　益母草　卜子炒

---

① 两头尖：亦称复活节花、风花、银莲花，多年生草本植物，疏生长柔毛，叶片圆肾形，3全裂，花白色或带粉红色，花期春季，瘦果上有长绵毛。功效：祛风湿，消痈肿。用于风寒湿痹，四肢拘挛，骨节疼痛，痈肿溃烂。

② 粉草：甘草。

醋丸，每服五十丸。

痛经效方

玄胡索　川芎　没药　木香　白芍　当归酒洗　桃仁去皮尖　生地黄姜制　香附醋浸，炒

或加人参五分，姜水煎服。

经水过期色淡。

当归二钱　白术　陈皮各一钱　干姜八分　肉桂五分

煎服。

先期色紫。

当归二钱　熟地　白术　麦门冬各一钱　黄芩五分

经前作痛。

黄芩　芍药各二钱　栀子　肉桂各八分

经后作痛。

当归二钱　白术　小茴　肉桂　干姜各八分

经行四肢麻木。

当归　芍药　陈皮　薄荷　羌活各一钱

经行脑痛头眩。

当归　芍药　半夏　茯苓各钱半　细辛八分

经行口吐清水。

当归　白术　干姜　肉桂　砂仁各钱半　滑石三钱

经行小便淋闭。

当归　木通　车前子　白术　肉桂各一钱半

经行泄泻。

赤芍　白芍　藿香各钱半　当归　肉桂各八分

经行感冒。

川芎　当归　薄荷　紫苏　桂枝各钱半

经水过期，紫色作痛。

当归一钱　川芎六分　白芍八分　熟地六分　玄胡三分

黄芩一钱　黄连四分，姜炒　木香三分　香附八分　乌药六分

妇人血热经行先期。

枇杷叶蜜炙，一斤　白芍酒浸，半生半炒，半斤　怀生地六两，酒洗　熟地四两　青蒿子五两，童便浸　五味子四两，同蜜蒸　生甘草一两　山萸肉四两　黄柏蜜拌，炒，四两　川续断酒洗，炒，四两　阿胶五两，蛤粉炒　杜仲二两，酥炙

为末，山药末四两打糊，同炼蜜为丸，如梧子大，每五钱，空心，淡醋汤下，饥时更进一服。忌白萝卜。

加减正元丹　治妇人经水涸，无子。

香附一斤，同艾二两，醋浸二宿，分作四分，一分用盐水炒，一分酥炙，一分童便炒，一分和乳，瓦上炒　归身酒洗，五两　川芎二两　白芍八两，酒浸，半生半炒　生地六两，酒洗　阿胶四两，蛤粉炒成珠　枳壳三两，半生半炒　艾二两，用浸香附醋打糊饼，晒干

为末，米醋煮山药粉，糊丸如梧子大，每四钱，淡醋汤下。

治妇人血热，经行先期，腰腹痛，发热。

正元丹中去香附、当归，换入枇杷叶十两（蜜炙），

杜仲（去皮，酥炙）三两，鹿角胶（蛤粉炒）四两，麦门冬（去心）四两，青蒿子、山萸肉、北五味各三两，银柴胡一两。

治血虚经行后期。

白芍六两，半生半炒　香附四两，童便浸，炒　蕲艾叶一两五钱　怀生地六两　麦冬六两　杜仲三两，酥炙　橘红二两枇杷叶六两　甘草一两五钱，半生半炒　阿胶四两，蛤粉炒成珠，研　川芎二两　青蒿子四两，童便浸，风干　当归六两

同醋煮山药，糊丸梧子大，每服五钱，白汤下。

治血虚经行后期太甚，半边头疼。

归身　白芍各二钱五分　川芎一钱　甘菊三钱　藁本一钱生地二钱　荆芥穗八分　天门冬二钱　麦门冬二钱　炙草一钱

河水煎服，临服加童便一小盏。

经行后期太甚。

香附一斤，四制　怀生地五两　白芍药八两　枳壳二两砂仁二两　阿胶四两　蕲艾二两

为末，醋煮山药，为丸梧子大，空心，每服淡醋汤下。一方加熟地二两、川芎二两，去砂仁，俱效。

经行不止 七七数尽而经行不止，治同此

丹溪云：经水过多不止，有虚有热。盖热则流通，虚则下溢也。有阴虚不能镇守胞络之火，故血走失而越常度也。有因气虚血热，经行过多不止者，八珍汤参、术、苓、

草、芎、归、芍、熟地加炒黑荆芥、干姜、续断、阿胶、生地、丹皮、条芩、柴胡。因脾肺气虚，不能约制经水者，补中益气汤参、芪、术、草、归、柴、升加川芎、芍药、五味子。因血分有热者，四物汤芎、归、芍、熟地加丹皮、黄连、生地。因脾经郁火者，归脾汤参、芪、术、茯、枣仁、远、归、草、木香、元眼肉加山栀、香附、抚芎、丹皮。因怒气伤肝，肝火妄动者，养血平肝散归、术、芎、生地、柴、青、香附、草。木气凌脾，脾虚不能统血者，抑肝补脾汤柴、芍、黄连、青、参、术、茯、草。肝肾虚热者，当归散本门。肝血虚热者，四物加栀子、柴胡、生地、玄参、丹皮、荆芥。热伤元气者，补中益气汤参、术、芪、草、归、柴、升加五味子、麦门冬、炒柏。经行交合以动相火者，六味丸熟地、山萸、山药、丹、茯、泽加炒柏。

薛立斋治一妇，每怒则太阳、耳项、喉齿作痛，每痛则胸满吐泻，食少，经行不止，此皆肝火之症。肝自病则外症见，土受克则内症见。先以四物加柴胡、山栀、胆草、白术清肝养血，次用四君子参、术、苓、草加柴胡、芍药、吴茱萸、炒黄连培土制肝，渐愈。

又治一妇，月经淋沥无期，作郁怒伤肝。脾虚火动而血不归经，乃肝不能藏，脾不能摄也，当清肝火、补脾气，与归脾汤、逍遥散二药，四剂而愈。

又治一妇，因怒，经事淋沥，半月方竭。遇怒其经即至，甚则口噤筋挛，鼻衄，头痛，痰痉抽搐，上视，作肝火炽盛，以小柴胡加钩藤、黄连、熟地、山栀而愈。

当归散《本事》 治血虚有火，经水过多不止。

当归 川芎 芍药炒 白术炒，各五钱 山茱萸一两五钱 黄芩

酒下。

三黄丸 治气虚血热，经水过多不止。

生地 熟地 黄芪 人参 茯苓 当归 黄芩 蒲黄炒 甘草炙

酒糊为丸。

固经丸 治足三阴亏损，经水过多不止。

山茱萸 熟地 芍药 丹皮 龟板各一两 樗皮七钱 黄柏炒，三钱 香附二钱

酒糊为丸，加菟丝子、补骨脂、五味子更妙。

冲任经虚，风袭以致荣血暴下，用荆芥、防风、五灵脂，水煎服。

天癸当止不止，条芩醋浸七日，炙干，又浸七次，醋糊为丸，酒下。

柴胡汤 治经水不止，其色鲜红，项筋急，脑痛，脊骨强不安。

炙草 归身 干葛各三分 独活 藁本 升麻各五分 柴胡七分 羌活一钱 苍术一钱

红花水煎服，取微汗。

经水不通室女月水不通统此参考

人中之脉，来而断绝，或脉绝者，经闭也。

《集成》云：经闭不通，有虚有实。有素禀阴血不足者，有因堕胎及多产伤其气血者，有久患潮热、久发盗汗耗血者，有因脾胃虚而不能生血者，有因脾肺损伤而血少者，有因劳伤心经而血少者，有因肾水虚不能生肝血者，凡此皆当滋其化源。有因脾郁而血不行者，有因恼怒而血少者，有因冲任伏热，耗消其血者，有胃经积热消血者，有心气不得下通者，有寒气客于血室，寒凝血结者，有躯脂满经者，凡此皆当审其病因、素禀。阴血不足者，四物加参、术、红花。堕胎及多产者，八珍汤_{参、术、苓、草、芎、归、芍、熟地加阿胶}。久热多汗者，清金养血汤_{地骨、麦冬、知母、瓜蒌、贝、丹、栀、归、橘、芎、芍、生地、五味}。脾肺伤损者，人参养荣汤_{参、术、芪、归、陈、草、桂、芍、熟地、五味、茯、远}。劳心者，茯苓补心汤_{茯、归、芍、生地、参、草、半、苏、芍、前、枳壳}。脾胃虚者，四君子_{参、术、苓、草加芎、归、山药}。肾虚不能生肝者，六味丸_{熟地、山萸、山药、茯、泽、丹}。恼怒伤肝而血少者，加味逍遥散_{术、茯、归、芍、柴、薄、丹、栀、草}。郁结伤脾而血少者，归脾汤_{参、芪、术、茯、枣仁、远、归、草、木香、元眼肉}。七情郁结，血随气滞者，桂枝桃仁汤_{桂、桃仁、生地、芍、草、姜}。冲任伏热耗血者，四物_{芎、归、芍、熟地加芩、连、丹皮、柴胡}。

胃经积热消血者，加味清胃散归、芍、生地、丹、荆、柴、防、升、秦、羌、独、连、芩、石膏。心气不得下通而胞脉闭者，四物汤下安神丸归、生地、黄连、草。寒气客于血室，寒凝血结者，温经汤本门。躯脂满经，痰气闭结者，导痰汤半、南、橘、枳、赤、茯、草、姜加芎、归、青皮、香附。经闭血瘕作痛，炒芍、当归、桂心、蒲黄、血竭、延胡索，酒下二钱。

东垣云：经闭不行有三，若因脾胃久虚，形体羸弱，气血俱衰而经闭断绝。或病中消胃热，津液不生，时见燥渴，血海枯竭，名曰血枯经绝，宜泻胃中燥热，补益气血，经自行矣。此中焦胃热结也，宜调胃承气汤硝、黄、甘草之类。或心包脉洪数，燥作时见，大便秘结，小便涩滞，而经水闭绝，此乃血海干枯，宜调血脉，除胞络火邪，经自行矣。此下焦包络热结也，宜玉烛散之类。或因劳心致心火上行，月事不来者，胞脉闭也。夫胞脉属心而络于胞中，令气上通肺，心气不得下，故月事不来，宜安心、补血、降火，经自行矣。此上焦心肺热结也，洁古以四物加芩、连，合凉膈散服之，或用黄连、生地、当归、枳壳、木通、菖蒲、天门冬、麦门冬、朱砂。

陈贞白治一藩王妃，怀娠十五月而不产，诊视脉涩而弦，乍大乍小，腹大如鼓，坚劲如磬，曰此瘀血而鬼胎也，当消之，用桃头煎汤下夺命丹。腹痛甚，复以桃仁煎催之，下黑血数盆，中有如柚囊白色者二三十枚。渐安，更进归脾汤五十余剂，方霍然矣。

抱一翁治一妇不月，腹胀如鼓，四体骨立，众医或为娠为蛊。翁诊之，六脉弦滑而数，弦为气结，滑为血聚，乃气搏血室，实邪也。众曰：服芎、归积岁月，非血药乎？翁曰：失于顺气也。夫气道也，血水也。气有一息之不运，则血有一息之不行，治血必先顺气。俾经隧得通而后血可行，乃以苏合丸投之。三日而腰作痛，曰：血欲行矣，急以桃仁承气汤，下污血累累如瓜者而愈。

三农治一女不月，腹大如娠，众医治，皆不得其状。诊视色脉，曰：此病非有异梦，即邪鬼所凭耳。夫面色乍白乍赤者，鬼也，或大或小者，祟也。病因与色脉相同。令询之，一夕果梦与男子交，由是疾作，遂以桃仁煎，下血类豚肝六七枚，具有窍如鱼，病即愈。

薛立斋治一妇，经水半年不行，小腹忽痛，阴户内有物硬如石塞，痛不可禁，此石瘕①也，用四物加附子、槟榔、三棱、大黄、桃仁、泽泻、玄胡索、血竭渐愈。

又治一妇，头晕经少，作中气虚不能上升而头晕，不能下化而经少，用补中益气汤而愈。后因劳顿仆，经水如涌，此劳伤火动，用前汤加五味子愈。

卫生汤洁古　补脾胃、养血气。

当归　芍药　黄芪　人参　甘草

---

① 石瘕：女子寒瘀积滞胞宫所致瘕块。

琥珀散《本事》 治经脉壅，胁肋肿胀，脐腹刺痛及产后恶露不绝，血上呛心昏迷。

三棱 莪术 赤芍 寄奴 丹皮 肉桂 熟地 玄胡索 蒲黄 乌药 当归

前五味各一两，乌豆一升，姜半斤，醋四升，煮豆烂，焙干，为末，酒下三钱。

行经红花散 治经候不行，脐腹疼痛，小腹坚硬，腰胯重痛。

归尾 赤芍 紫葳 牛膝 红花 桃仁 玄胡索 香附 青皮 桂心 苏木 寄奴

酒下三钱。

温经汤 治血海虚寒，月水不利，肚腹刺痛，或风寒客于血室，其脉沉紧者。

当归 川芎 玄胡索 桂心 姜黄 莪术 丹皮 牛膝 人参 甘草

去人参、甘草，加红花，名姜黄散，治瘀血凝滞，肚腹胀满疼痛。

牛膝散 治月经不利，脐腹作痛，攻引腰膈。

牛膝 赤芍 玄胡索 桂心 桃仁 丹皮 当归 木香

温酒调。

通经散 治经闭，脐下胀满，血瘕作痛。

当归 芍药炒 玄胡索 桂心 血竭 蒲黄

酒下三钱。

通经丸 《本事》

川椒炒　蓬术醋炒　干漆炒烟灰　青皮醋炒　干姜炒黑

大黄　桃仁炒　川乌炮　当归　桂心　红花酒洗　刘寄奴

醋糊为丸，阴干。

万病丸　治经闭成块。

干漆炒，烟出青白止　牛膝酒焙，各一两

生地汁熬膏为丸，每服三十丸。

加味四物汤　治气郁经闭。

四物加莪术、香附。血积加桃仁、牛膝、肉桂、虻

虫。气虚加参、术、马鞭子、丹皮。胃火加大黄。

雄黄丸　治鬼胎，瘀血腹痛。

雄黄　鬼臼　莽草　丹砂　巴豆去油　獭肝炙黄，各五

钱　蜥蜴一条　蜈蚣炙黄，一条

蜜丸梧子大，酒下二丸。

蒸脐法　治月经不通，痕瘕，血块作痛。

没药　乳香　沉香　丁香　血竭各三钱　青盐　食盐

五灵脂　两头尖各六钱　麝香一钱

共为细末，以面作条绕脐，将药入脐填满，上以槐白

皮钻孔盖之，以艾炷灸皮上。

调经散　治经水或前或后，或多或少，或逾月不至，

或一月再来，或多不已，或过期不来，小腹痛，皆可治。

当归一钱，酒洗　麦冬二钱　吴茱萸一钱　人参一钱　半

夏一钱五分　白芍　川芎　丹皮　肉桂五分　阿胶　甘草各
一钱

姜水煎，空心服。

月经过期，腰腹作痛。

川芎五分　当归一钱五分　熟地一钱　白芍一钱　红花三
分　桃仁廿粒　香附一钱　肉桂五分　莪术一钱　甘草五分
木通　苏木

水煎服。

崩　漏

洪数而疾为□□，弦迟细为虚。沉弦而洪，沉细而
数，皆胃气下陷。尺寸虚者，漏血。尺急而弦大，风邪入
少阴之经，主女子漏下赤白。虚小或迟滑者易愈，紧大数
实者难愈，急疾或浮者不治。

丹溪云：崩漏属虚属热。经曰：阴虚阳搏谓之崩。然
有脾胃亏损，其气下陷，与相火相合，湿热下迫而崩者；
有肾水虚无，不能镇守胞络相火者；有脏腑损伤，冲任气
虚不能约制其经者；有悲哀太甚，胞络损伤者；有怒动肝
火，经血沸腾者；有肝经风热者；有因饱食胃气不行而崩
者。治法：脾胃亏损不能摄血归源者，四君子加升麻、柴
胡、芎、归。脾胃气虚不能约制其经者，大补芪归汤本门。
阴虚火动者，凉血地黄汤本门。湿热下迫者，调经升阳除
湿汤、升阳散火复源汤俱本门。哀伤胞络者，四君子加升

麻、柴胡、山栀。肝经风热者，荆芥穗、童便调服，小柴胡汤柴、芩、参、半、草加山栀、丹皮、生地、薄荷、荆芥。肝经有风者，防风末酒调服。肝经虚热者，当归散归、芎、术、芍、黄、苓。肝经怒火者，养血平肝散本门。脾经郁结而血不归经者，归脾汤参、芪、术、归、枣、木香、远、草、元姜①、枣加山栀、柴胡、丹皮。饱食胃气不行者，平胃散苍、陈、甘、朴加曲蘖②。

陈山农云：血崩气脱，先以补中益气汤，当归少用，腰痛加杜仲、续断，后以十全大补汤，血药少用，微加陈皮以开郁。

东垣云：饮食不节，劳伤形体，致脾胃虚弱，而心包乘之，胃气下陷，气迫于下，漏下恶血，或崩漏不止。理宜除湿去热，益风气上伸以胜其湿，亦火郁发之之意，宜调经升阳除湿汤。又云，下血不止，须用四君子以收功。

丹溪云：崩漏多因气所使而下。盖七情之火内动，攻伤冲任，血得热则走散，故便数溲血也。

古庵云：崩漏甚者，初宜止血以塞其流，中宜清热以澄其源，末宜养血以复其旧，使塞流而不澄源，则滔天之势不可遏，澄源而不复旧，则孤子之阳无所倚矣。

薛立斋云：崩漏不可苟用寒凉塞血之药，致伤脾胃，不能摄血归源，是速其危也，惟宜用补血升阳之剂。若去

---

① 元姜：黑姜。
② 曲蘖（niè 聂）：指制酒的酒曲。

血过多，潮热咳嗽，脉数，乃元气虚寒假热之脉，尤当用人参温补。况此症无不由脾胃先损而致者。

王淡如治一妇，崩漏，昼止夜来，此气虚不能升举也。盖夜则阴旺阳衰，不足以摄血故也，用补中益气汤而愈。

薛立斋治一妇，因怒，患崩如涌，口噤目斜，手足搐搦，此肝经血耗生风，用六味丸料一剂而愈。但食少晡热，用四君子加丹皮、柴胡、当归、芍而痊。

《圣惠》治妇人漏下赤白不止，地榆三两，醋一升，煮二三服。

升阳散火复源汤《集成》　治胃气下陷，与湿热相火相合，以致经水暴崩。法宜升举其阳，泻火凉血补血，以复其旧。

羌活　防风　升麻　柴胡各一钱　生地　黄芩　黄连各二钱　当归　黄芪各四钱　人参　白术　甘草各二钱

调经升阳除湿汤东垣　治饮食不节，劳伤形体，致脾胃虚弱，而心包乘之云云见前。

羌活　独活　防风　藁本　升麻　蔓荆子　苍术　黄芪　甘草炙，各钱半

此从权①，用风药胜湿，以升提下陷之气，勿令下迫，以救血之暴崩也。漏止，必以参、芪、归、术补气升阳和

---

① 从权：采用权宜变通的办法。

血。漏不止，尤宜救其根源，治其本经，只益脾胃，退心火之亢，以治其根蒂。慎斋云：崩漏用升阳补气药加醋炒荆芥、乌梅，奏功甚捷。

升阳举经汤 东垣 治经水不止，右尺按之空虚，是气血俱脱也。轻手数疾，举之弦紧，或涩，皆阳脱之症，阴火亦亡。见热症于口鼻眼目，或渴，此皆阴燥，阳欲先脱。宜举之升之，大升浮气血，补其下脱。

羌活 藁本 防风 柴胡 细辛 肉桂 人参 黄芪 白术 当归 芍药 川芎 熟地 红花 桃仁 甘草炙

凉血地黄汤 河间 治肾水真阴亏虚，不能镇守胞络相火，致血走暴崩。

黄芩 黄连 黄柏 知母 生地 荆芥 柴胡 蔓荆子 藁本 羌活 防风 升麻 细辛 川芎 当归 甘草

奇效四物汤 治肝经虚热，血沸腾而崩不止。

当归 熟地 白芍 川芎 阿胶 艾叶 条芩

养血平肝散 治大怒，经血暴下。

当归 芍药炒 川芎 生地 柴胡 青皮醋炒 香附醋炒黑 甘草

柏叶散 治元气虚弱，崩中漏下久而不止，亦治白带。

柏叶炒 续断炒 川芎 当归 生地 鳖甲 龟甲炙 禹余粮各一两半 阿胶 牡蛎煅 地榆 赤石脂 艾叶 鹿茸各五钱

米饮下二钱。

大补芪归汤

即八珍汤加黄芪、升麻。

塞药　棕榈灰　香附醋炒成灰　干姜烧存性

乌梅汤下。

血崩及便血。

三七三钱，淡白酒调下，二三次愈。

崩漏下血，体热心烦。

八物汤加柴胡、前胡、独活、薄荷，姜煎。初加栀子、黄芪、葱。

卷之二

带　下

徐用诚云：带下者，言其病形也，不可拘于带脉为病论。古人每赤白并言，今病带者，则多白少赤，何也？以此疾多因胃中湿痰，渗入膀胱，故多白色。却不可拘于伤气伤血之论，燥之升之最为良法。

丹溪云：肥人是湿痰，瘦人是湿热，此为确论。然亦当分新久虚实施治。若病初起，其脉洪数而促，或滑大有力，此因醉饱房劳，膏粱厚味，湿热生痰，流注下焦。或肾肝阴淫湿胜，或诸经湿热，屈滞少腹，蕴积而成也。轻则以淡剂渗湿消痰，或升阳除湿。壮实或湿热痰盛者，必上用宣法以去其痰，下用十枣汤芫、戟、遂、小胃丹遂、戟、芫、大黄、柏逐其结痰，开其屈滞，务使热去湿除，后以补脾升燥之药调养。若带下已久，其人食减虚弱，或胃气下陷，或久病血崩，久则血少，复亡其阳，白滑之物下流不止。其脉微细，或沉紧而涩，按之空虚，或洪大而涩，按之如无。白带腥臭，多悲不乐，腰以下如冰，腹内冷痛，阴中亦然，此为阴虚阳竭，荣气不升，经脉凝滞，卫气下陷，精气滞于奇经之分，虚极中寒也，宜温补气血，升阳胜湿，如东垣桂附汤、固真汤俱本门、酒煮当归丸之类。

气虚入四君子，血虚入四物，随其兼见症而药之也。

薛立斋云：带下一症，戴人以六脉滑大有力，用宣导之法，此泻其实也；东垣以六脉微细沉紧，或洪大而虚，用补阳调经，此责其虚也；丹溪用海石、南星、椿根皮，此治其湿痰也。窃谓带下，皆当壮脾胃升阳气，佐以各经见症之药。如色青属肝，用小柴胡柴、芩、参、半、草加山栀、防风。湿热壅滞，小便赤涩，龙胆泻肝汤柴、胆、车、通、泽、柏、生、归；色赤属心，小柴胡加黄连、木通、山栀；色白属肺，补中益气汤参、术、芪、草、归、柴、升加山栀；色黄属脾，六君子汤参、术、苓、草、陈、半加柴胡、升麻、山栀；色黑属肾，六味丸熟、萸、药、茯、丹、泽。阳气下陷，补中益气汤。湿痰下注，补中益气汤加苍术、半夏、茯苓、黄柏。不可拘于肥人多痰，瘦人多火，而以燥湿降火药轻治之也。

《保命集》云：带下因任脉虚，湿热沉结不散，故为带下。经曰：任脉为病，女子带下。轻者宜苍术、白芍、樗皮、地榆、滑石、枳壳、甘草，反佐以干姜；甚者十枣汤下之，玄胡索散调之；虚者壮脾升阳；久病虚寒者，东垣桂附、固真之类。

丹溪云：带漏所因，胃中湿痰渗入膀胱，无人知此。既曰湿痰下流渗入，则由胃气、元气不能升举可知，徒用燥之升之而不补，则随举而随陷矣。

陈三农云：白带属脾肺虚寒，宜温肺养脾，保元汤。

如腹痛，加干姜；急胀，加艾叶、阿胶。治之不早，必为潮热、红带，用补中益气汤加赤芍、红花。白浊先用升麻葛根汤，二三剂后，以四君加芍药调理。

白带、白淫、白浊、白淋辨

叶石峰云：白带一症，与白淫、白浊、白淋颇相似。但白带则胶固如浊涕；白淫则如清精然，绵绵而下；白浊则如浓米泔水状；白淋则色如鼻涕，下必淋痛也。经曰：入房太甚，宗筋弛纵，发为白淫。治宜补肾生肝。若元气下陷，或脾胃亏损，宜补中益气汤_{参、术、芪、草、归、柴、升}。脾气郁结，归脾汤_{参、芪、术、归、枣仁、木香、远、草}加黄柏、山栀。肝经怒火，龙胆泻肝汤。肝虚，加味逍遥散_{归、芎、术、茯、柴、薄、栀、丹、草}。

飞霞子治一妇，忧惊过甚，遂昏昏不省人事，唇口生疮，下部虚脱，白带如注四十日余。诸医投以凉剂解其上，则下部疾愈甚，以热药疗其下，则口疮多热晕。飞霞诊之曰：此虚阳上攻，假热也。遂以盐煮附子为君，制以薄荷、防风，佐以姜、桂、芎、归之属，水煎冷饮，不终剂愈。上乃假热，故以假冷之药从之；下乃真寒，故以真热之药治之也。

程明祐治一妇，带下不止，医投调经剂而血愈下，或用寒凉药则泄泻。程诊之，脉细如丝，此阳微不能荣阴，法当补阳，阳生则阴长。遂以人参一两，附子三片，浓煎饮，漏血俱可，继以八珍三四十剂而愈。

薛立斋治一妇带下，四肢无力。曰：四肢者，土也，脾胃虚弱，湿痰下注，以补中益气汤加半夏治之愈。

又治一妇，头晕吐痰，胸满气喘，得食稍缓，苦于带下二十余年。曰：此气虚痰饮也，痰饮去而带自止。遂朝用六君子汤、夕用六味丸而愈。

一女人赤带腰痛，以四君子加干姜、肉桂、地榆而愈。男子腰痛亦效。

又一妇赤白浊、腰痛，四君子加当归、杜仲、续断、干姜、地榆而愈。

渗湿消痰饮丹溪　治湿热痰积，渗入膀胱，白带不止。

白术　苍术　半夏　蛤粉　白芷　茯苓　香附　海金沙　升麻　柴胡　甘草

尺脉滑数，湿热盛者，加苦参、黄柏，久加樗皮。

白芷散　治下元虚弱，赤白带下，或经行不止。

白芷一两　海螵蛸一枚，烧　胎发一团，煅

酒下二钱。

卷柏丸　治妇人赤白带下，腹疼腿痛，面色萎黄，四肢瘦。

黄芪　熟地　卷柏　赤石脂　鹿茸　川芎　代赭石醋煅淬七次　白石脂　艾叶醋炒　桑寄生　龟甲　当归　地榆各一两　木香　龙骨各五钱　干姜炒黑，五钱

醋煮糯米为丸。

桂附汤东垣　治白带腥臭，多悲不乐，大寒。

人参　黄芪各钱半　附子二钱　肉桂一钱　升麻五分
柴胡五分　知母　黄柏各少许

固真汤东垣　治始病崩中，日久血少，复亡其阳，故
白物下流不止。

人参二钱　干姜二钱　柴胡　甘草　郁李仁　黄芩各一
钱　白葵花钱半　橘皮五分

海石丸丹溪　治湿痰下流，常多白带。

海石　滑石　半夏　南星　白芷　白扁豆花　椿根皮
青黛

醋糊为丸。

乳苓丸　治虚人带下久而不止。

乳苓四两　白果一斤

共捣烂，丸如弹子大，嚼碎白汤送下。

芍硫丸

白芍酒炒一半，四两　硫黄豆腐煮透，四两

蜜丸，空心，酒下一钱，不饮者枣汤下。

酒煮当归丸东垣　治白带常流不止，腰以下如冰，面
如枯鱼，肌肉消瘦，小便不禁。

当归一两　附子　良姜各七钱　茴香五钱，共酒煮，焙干
木香三钱　玄胡索四钱　炒盐　全蝎各一钱　丁香　苦楝
甘草　柴胡　升麻各三钱

酒煮糊丸。

琥珀膏秘传　治赤白带下。

白扁豆花　香附盐炒，各一两　小茴香盐炒　硫黄各五钱
甘草三钱　乳香　没药各二钱

为末，鸡子去清留黄，入药末五分和匀，蒸食之。

毕尚书治赤白带。

棉子半斤，烧存性，取一两　柏子仁一两，烧存性，取三钱

空心，淡酒服三钱。

又方，用白果肉四两、硫黄二钱同炒热，去黄，空心，盐汤嚼下，数料即止。

《海上方》治白带，用海金沙、膝叶，酒煎服。

白带、白淫。

风化石灰一两　白茯苓三两

为末，糊丸，米饮下，加牡蛎、芡实、禹余粮、赤石脂妙。

治有妊白带。

苍术三钱　黄芩二钱　白芷二钱五分　黄柏（炒）二钱五分　白芍二钱五分　黄柏一钱五分　樗白皮（炒）一钱五分
山药二钱

糊丸酒下。

不便下淫，因心肾气虚，思想所致，黄连、白茯等分，酒糊丸，破故纸煎汤下。

白带，用荞麦粉一二升，以鸡子清为丸，白盐汤每日送下百丸。

带下排脓。

白鸽屎炒，一两　白术　麝香各一分　赤芍　青木香各五钱　玄胡索炒，一两　柴胡三分

空心，酒下一钱，俟脓血尽自止。

治白带因七情所致。

黄连炒　扁豆酒蒸　黄柏蜜炙，各五钱　香附醋炒　白芍　白术　樗皮炒，各一两　白芷烧存性，一两

为末，糊丸，米汤下七十丸。

赤白带用八味地黄丸，赤带加赤葵花，白带加白葵花，共为细末，调酒服。

赤白浊，二陈汤加苍白术、柴胡、升麻各五分。

艾胶汤　治不拘老少血崩、白带等症。

熟蕲艾五分　管仲去毛炒，一钱五分　归身二钱　蒲黄炒黑，一钱五分　干姜煨二钱　地榆炒黄，一钱五分　白鸡冠花一钱五分

加阿胶煎，至危者，不过三服，忌猪、牛肉。白带如脂者，加桔梗（炒黄）二钱，紫黑成块者加黄芩二钱。

白浊、白带，北人呼谓下寒，秘验奇方。

白矾一分　黄丹一分少二厘　胡椒二厘　火硝一厘

共为极细末，醋调，纳手心内，封盖小便口，卧一觉，见汗即愈。男左女右手。

血分、水分

先因经水断绝，后至四肢浮肿，小便不通，名曰血

分。此气血乖违，行失常道，故经水流注四肢，久则滞血化水，因而浮肿也，宜小调经散没、珀、桂心、赤芍、归、蒲、辛、射加瞿麦、椒目、牵牛、续随子，或人参丸以宣导其邪。若先因小便不利，后至身面浮肿，经水不通，名曰水分。此因脾肺虚冷，渗泄之，令不行。生化之气不运，不能通调水道，下输膀胱，致经水断绝者，宜加减肾气丸熟、茯、黄、丹、药、泽、车、牛膝、桂、附、木、茴，或用六君子汤参、术、苓、草、陈、半加肉桂、炮姜、木香、车前子。若属形气不足，邪淫隧道间，用葶苈子丸本门以行气导水，则邪不能容，而病易安矣。

人参丸　治月经不利，化而为水，流走四肢，悉皆肿满。

人参　当归　大黄蒸熟　桂心　瞿麦　赤芍　茯苓各三两　葶苈一两

蜜丸，米饮下十五丸。

葶苈丸河间　治水分。

甜葶苈　续随仁　干笋末各一两

枣肉为丸如梧子大，扁豆汤下。

求　嗣

《易》曰：乾道资始，坤道资生。

东垣云：经水断后，一二日血海始净，精胜其血，感者成男；四五日后，血胜其精，感者成女。所藏之处，名曰子宫，一丝在下，上有两歧，一达于左，一达于右。精胜其血，则阳为之主，受气于左，而男形成矣；血胜于精，则阴为之主，受气于右，而女形成矣。

褚澄云：阳精先入，阴血复参，血裹其精，精入为骨，则为男胎；阴血先至，阳精后冲，精包其血，血入为本，则为女孕。

历观诸论，则胎孕之成，皆赖乎父精母血之无亏，依期交合之得道。苟交感失宜，而子宫已闭。为母者，经水或前或后，或一月再至，或间月一来，或频来不止，或先痛而后行，或先行而后痛，或紫或黑，或淡或清，或白带、白淫，或白浊、白淋，或子宫虚冷，或气旺血衰，或血中伏热，或痰塞子宫，或因六淫七情之邪有伤冲任，或因脾胃虚弱不能荣养冲任，诸如此类，是皆血气之不调也。必调其气血，无病无亏，方可推其有余，以成胎孕。为父者，嗜欲无节，施泄太多，以致精元衰少，微阳不能射阴，或肾虚精滑，或精冷精清，或临事不坚，或未竟先痿，或流而不射，或未交先泄，或素患虚损，下元虚寒，或禀赋元弱，气虚不足，诸如此类，是皆精元之亏损也。必壮其元阳，益其精血，方可交合阴阳，以结胚胎。盖阴血不调，固不能成孕，阳精不足，亦岂能成胎？近见世之无子者，专责乎女子之一身，而不概求乎男子之多故，几何而不绝嗣耶！求嗣者，宜审之。

妇人两尺脉细无力者，乃气血虚寒，多不产育，如天地寒凉，则草木必无萌芽也。

丹溪云：无子之因，多起于父气之不足。

仲景云：男子两尺脉浮弱而涩，精气清冷者，无子。

《广嗣要语》云：男子两尺脉或大或数，未交易兴，既交易泄，或精遗、精滑，皆真阴之不足也，治宜补阴；两尺微小，或迟，阳物不举，未竟先痿，或精冷、精清，皆真阳之不足也，治宜补阳；若两尺虚微太甚，别无相火为病，法当阴阳同补。

褚澄云：男子十六而精通，必三十而娶，女子十四而经至，必二十而嫁者，皆欲其阴阳二气充实也。若精未通而御女，经未至而近男，则五体有不满之处，异日有难状之疾。且未完而伤，未实而动，根本既薄，枝叶必衰，亦理之必然也。又曰：精血散分，则有骈胎①、品胎②之兆；阴阳均至，则有非男非女之形。父少母老，产女必羸；母壮父衰，生男必弱。羸女宜及时而嫁，弱男宜待壮而婚。此疾外之所务，不可不察也。

《灵台秘诀》云：阳精太盛，必生偏指，或胎内生牙；旧血未尽，则发必白，而肌肤色红。

《广嗣要语》云：成胎之后，宜内远七情，外薄五味，毋暴怒，毋醉饱，毋食辛辣炙煿，毋多交合，以动欲火。若然则为母者，非惟无胎前、产后之疾，且生子无他病而

---

① 骈胎：双胞胎。
② 品胎：三胞胎。

多寿矣。

陈三农云：成胎之后，切忌淫欲。盖儿在胎中受母之气，母气足，则儿全。然男女交媾时，母必输阴精以应阳之求，应则儿缺一日之养矣，且淫欲之时，无火不动，火着胞胎，百病皆由此致，而痧痘尤甚。痘毒乃先天之气，治痘乃后天之功，与其药治于痘后，孰若节欲于胎前乎。

资始健乾丸　此方寒热不偏，君佐不紊，滋补无过，种子良方也。丈夫少病，而无子者宜服。若阳事痿弱，精冷精清，宜巨胜丸、还少丹之属，以壮元阳；若水不胜火，心旺肾衰，热烦精滑，宜补阴六味丸之属，以生精血。

秋石　鹿胶各二两　人参　枸杞子　山茱萸　麦门冬
天门冬　生地　熟地　杜仲各一两

糊丸，桐子大，沸汤，服一月。候女子经过，金水正生之时，男子服车前子汤，交合。

资生顺坤丸　此方和气调经，养血清热，女人寒少热多，久无子孕者宜服。若血海多寒，子宫久冷，宜蟊斯丸，以温暖子宫，若不甚寒者，宜墨附丸以和养血气。

当归　白术土炒，各三两　川芎　白芍　熟地　生地
茯苓　牡丹皮　黄芩　柴胡　益母草　椿根皮各二两

醋糊丸，空心，醋汤送下。

八神丸　固精种子，益寿延年。

沙苑蒺藜八两，四两入丸，四两熬膏　山茱萸　芡实各四

两 菟丝子三两，酒煮 覆盆子三两，酒蒸 枸杞子三两 续断 莲蕊各二两

将蒺藜以水八碗煮三碗，又以水五碗煮一碗，入熬膏，入炼蜜丸。

男子左尺微弱，阳事不举者，宜服。

淫羊藿四两 仙茅 杜仲 破故纸 枸杞子各二两 黄柏 知母各一两 胡桃肉 龙眼肉各四两

酒浸饮，效。

补肾健脾益气方

白茯苓二钱 枸杞子一两 怀生地二钱 麦冬五钱 人参二钱 陈皮三钱 白术二钱

河水二碗，煎八分服。

滋阴大补丸 肾脉微弱，阴阳两虚，宜此药补阴和阳，生精益血。

熟地二两 杜仲 山茱萸 巴戟 肉苁蓉 五味子 白茯苓 茴香 远志甘草煮，各一两 牛膝 山药 石菖蒲 枸杞子各五钱

炼蜜和红枣肉为丸。

还少丹 尺脉微细，阳事痿弱，微阳不能射阴者，宜服。

熟地 枸杞子各两半 牛膝 山药 山茱萸 巴戟 白茯苓 远志 楮实子 肉苁蓉 茴香炒 五味子 菖蒲各一两

炼蜜和红枣肉为丸。

十精丸　治男子阳痿不举，妇人阴弱不孕。

巴戟　鹿茸　石斛　肉苁蓉　菟丝子　人参　白术

续断　柏子仁　钟乳粉

等分，蜜丸，温或淡盐汤下百丸。

种子丹　男子服。

沙苑蒺藜四两，如蚕种，同州出者佳，再以重罗罗过二两细末，其粗末用水一碗熬膏伺候　山茱萸去核，极细末，三两　覆盆子南者佳，去核，极细末，三两　龙骨五钱，五色者佳，火炼，炼法以小砂锅将龙骨入锅内，以火连锅煅红，去火毒，方用　鸡头实①五百个，如大小不等，取细末四两。

上用伏蜜一斤炼，以纸粘去浮沫数次，无沫，滴水成珠者止，用四两将前四味重罗过，先以蒺藜膏和作一块，再入炼蜜四两，纳石臼内，捣千余下，丸如鸡头子大，每服三十丸，空心，盐汤送下。一方加川续断二两、莲须四两、枸杞子二两。

种子丹屡用屡效

白茯苓净　山药　韭子　枸杞子各四两　腽肭脐②一对，如无腽肭脐，以焦黄狗外肾四枚，不可伤狗，乘新鲜捣烂，入炼蜜为丸

淡盐汤或时酒送下百丸，节欲月余，俟经水净，合

① 鸡头实：芡实之别名。
② 腽肭脐：海狗肾之别名，为海狗干燥的阴茎和睾丸。

即孕。

种子方

柏子仁去油者，好酒浸一宿，砂锅蒸，捣烂如泥　鲜鹿茸火燎去毛，净酥炙透，如带血者，须慢火防其皮破血走也，切片为末

等分，和柏子仁泥捣匀，加炼蜜，丸如梧子大，每服三钱，空心，盐汤下。

四制香附子丸　女子服之即调经。

香附一斤，四分之，一分酒浸，一分醋浸，一分米泔水浸，一分童便浸　山栀四钱，同香附入砂锅，炒至山栀黑色为度，去山栀存香附，春秋浸三日，夏日浸二日，冬浸四五日　当归酒洗，五两　川芎水洗，四两　白芍药煨，三两　熟地酒洗，五两

用砂仁末一两，茯苓末二两，同入砂锅内，将好时酒煮干七次，看地黄黑色为度。惟地黄临时研膏，入药内再拌余药，磨为极细末，炼蜜加杵千余下，丸如梧子大，每晨用淡姜汤送下五六十丸，渐加至七八十丸止。服后有准月水，赤白带愈，不必月月服之，但月水行前后，共服九日。远则半年，近则三月，必成孕矣。后切勿再服，年过四旬者必久服。

墨附丸　治妇人久无孕，月经不调，数多半产者。

香附一斤，童便、酒醋、米泔水各浸四两，一宿　艾叶四两，同香附醋煮，捣成饼，晒干　京墨煅，烟尽醋淬，一两　熟地饭上蒸　当归　川芎　人参　茯苓　木香各一两

米糊丸，酒下。

滋血暖宫丸

香附十二两，制同前　川芎　当归　白芍酒炒　熟地　阿胶　艾叶醋煮　白术各二两

醋糊为丸。

调经暖宫丸

秦芃　川芎　人参　石斛酒浸　香附　丹皮　蚕布烧灰，各一两　熟地　当归各二两　茯苓　泽兰各一两半　川椒墨精醋煅　山药各五钱　大黄豆卷四两　桂枝少许　元米①半合②

蜜丸酒下。

济阴丸　治妇人血虚挟火，子宫干涩，不能摄精成孕。

香附八两　川芎　当归　生地　熟地　白芍各二两　人参　山药　黄芩各一两　肉桂五钱

炼蜜丸。

妙应丸　治妇人气虚，痰盛满溢，子宫不能受精，肥妇无子宜服。

苍术泔水浸，酒炒　人参　黄芪蜜炙　白术土炒　地黄酒洗　橘皮　半夏　当归　白茯各一两　滑石　甘草各七钱

米糊丸，姜汤下。

---

①　元米：糯米之别名。

②　合：是古代的一种容量器具，一般都是木制的，中间有个隔板，分为两瓣，一瓣为半合，半合米相当于现在的四两重。中国市制容量单位一升的十分之一。

济坤大造丸　妇人益气血，荡子宫种子。

紫河车用白酒煮　人参各一两五钱　当归二两　淮地酒浸蒸熟，二两　山药一两　黄柏酒炒褐色，八钱　麦冬去心，一两五钱　五味子五钱　天冬去心，一两　杜仲姜炒，八钱　牛膝酒浸一宿，一两

虚弱汗多，加黄芪一两，地骨皮、知母各一两。

妇人阴寒，子宫久闭不孕，用吴茱萸、川椒，蜜丸，弹子大，绵裹纳阴中，日一易之。

妇人无子方

香附半斤，酒、醋、盐、童便四制　琥珀三钱　益母草二两　艾叶一两，醋煮　人参　白茯各一两　木香　乳香　陈皮　贝母　川芎各七钱　当归一两

炼蜜为丸。

产　前

阴搏阳别者娠；少阴脉动甚者娠；三部脉浮沉相等，按之不绝者娠；寸微，关滑，尺数，往来流利如雀啄者娠。尺滑疾，重手按之散者，三月；不散者，五月；中冲滑疾者，三四月；少冲滑疾，五六月；大冲滑疾，七八月；中指一跳一止者，一月；二跳二止者，二月；右关二部，脉实大而有力者，八九月；肝脉浮大而紧者是足月。左偏大为男，右偏大为女；左右尺俱浮生二男，俱沉生二女；左右尺俱实大浮，主一男一女。身重，二关及尺俱沉

细者，必过月方产；身重，二尺俱沉伏者，此血有余而气不足，必至十四五月方产；娠脉大而无力，或涩，或浮，或虚弱，皆主半产；右关弱甚者，必堕；三月而渴，脉反迟，欲为水分；五六月，脉数必伤胎，脉紧必胞满，脉迟必腹满而喘；六七月，脉弦，发热恶寒，其胎逾腹，腹痛，小腹如扇子，脏闭故也，当以附子温之；七八月，宜实大牢强，忌细小涩弱；月足身热，脉乱者吉。脉浮，腹痛引腰脊为欲生；一呼三至，或沉小而滑，或脉转急如切绳者便生。

陈幼良云：妊娠经脉育胎，始于厥阴肝，终于太阳膀胱也。由木、火、土、金、水五行相生之气也，手少阴、太阳经无专养者，以君主无为故也。

《明医杂著》云：产前诸症，皆胎气所致。盖妇人有娠，则精气皆并而成胎，脾气虚矣。脾虚则不能运化饮食而生湿，湿生痰，痰生热，热生风也。子肿、子气者，湿也；恶阻者，痰也；子烦、子淋者，热也；子痫者，风也；子悬者，气也；转胞者，虚也。湿则渗之，痰则消之，热则清之，风则平之，气则散之，虚则补之，中病即止，毋过于治也。

产前当补脾、清热、养血，如《金匮》当归散之类。盖补脾则中气固，而无半产、欲堕之虞；清热则火不妄动，而无胎漏、烦淋之患；养血则胎有所资，而无坐草①艰虞之苦。至八九月时，仍加顺气之剂，俾气降而骨自开，血足则胎自滑，又何他故之足虑哉！

《良方》云：气顺则血和，胎安则产顺是也。虽感冒解利亦必以补养为主。天行瘟疫，增损柴胡；杂症发热，加减四物。慎勿乱投汤剂也。

当归散《金匮》　凡娠妇六七月，宜服降气养血之药，盖气降则骨自开，血足则胎自滑。此方善补脾清热，养血安胎。盖儿系于肾，气悬于脾，脾气健而无半产、子肿、子气之患，火气清而无胎漏、胎痛、子烦、子淋之疾。骨开胎滑，而无逆产、横产、难产之虞，且滑其源，更能稀痧痘，乃屡试屡验者。

白术三两，一半用砂仁炒，去砂仁　黄芩三两，一半略炒

当归身　白芍　川芎各一两半

血虚加熟地、阿胶；气恼加香附、枳壳；素多半产，加阿胶、续断，仍视在何月及何经用事，加本经药；八九月加枳壳、香附、益母草。

安胎饮　孕成之后觉胎气不安，或腹微痛，或腰作痛，或饮食不美，并宜服。

白术　人参　条芩　芍药　川芎　熟地　砂仁　陈皮苏叶　当归　甘草

---

① 坐草：临产。因古代产妇临产时，或坐于草垫子上分娩，故名。

有孕二月，胎气不和，肚腹膨胀，口吐清水。

白术　黄芩　苏叶各一钱　香附　藿香　甘草各八分
肉桂二分

姜水煎。小便不利加赤芍、车前子，腹胀加腹皮、枳壳，呕吐加干姜，潮热加柴胡、前胡，头痛加川芎。

保胎资生丸

人参乳浸，饭上蒸，烘干，三两　白术三两　白茯乳拌，蒸，一两半　广陈皮二两　山楂肉蒸，二两　甘草蜜炙，五钱　山药炒，一两半　川连炒，三钱　薏仁炒三次，一两半　白扁豆炒，一两半　白豆蔻三钱半　藿香五钱　莲肉去心，炒，一两半　泽泻炒，三钱半　桔梗米泔浸，去芦茎，五钱　芡实粉炒黄，一两半　麦芽炒黄取净面，一两

为末，蜜丸，如弹子大，每丸重二钱，用白汤或橘皮汤、砂仁汤化下。

安胎用人参、白术、熟地、阿胶、白芍、甘草、黄芩，腹痛加砂仁、紫苏，见血加续断，胸腹不宽加陈皮、砂仁。

妇人怀妊常服，归、芎、芍、芩、术为末，酒调，日进三服。

安胎用砂仁、艾叶、益母草、金银环同煎。

内吹乳痈宜清孕汤。

黄芩　黄柏　山栀　生地　白术　枳壳　王不留行
防风　薄荷　甘草

灯心煎服。

固胎丸

地黄　归身　人参　白芍　白术　陈皮　黄芩　甘草
黄连　桑上平儿藤　元米十四粒

血虚不安加阿胶，痛甚加砂仁。

周慎斋云：四物汤，补血之有余，非所以安胎，不宜常服。呕吐恶心，黄芩芍药汤加苏叶、砂仁、白术。伤寒亦用黄芩芍药汤，表症多加苏叶，里症多加黄芩，大小便不通加苏梗，痢疾加木香、黄连，后重加苏梗，饱闷加砂仁。疟疾，小柴胡汤加砂仁、紫苏；疟痢并作，去紫苏，加白术、木香、黄连。有胎不宜用柴苓汤，以内有半夏、泽泻，引入小肠，恐于胎不利，或以白术二两，好酒一壶煮干，为末服。

凡妇人有胎，不宜作虚治，但宜行气，用条芩、砂仁、白术、苏梗、甘草。腹胀加腹皮；有痰或嗳气加陈皮；胁中腹中不和，肝火起，加白芍、青皮；腰痛加杜仲；见血加续断、艾叶。

腹中觉烦躁有热，用白术佐黄芩，胸膈不宽加砂仁。盖砂仁安胃入脾，其气清凉，最能安胎。倘服砂仁仍不宽快，加苏梗。

凡娠妇呕吐，用苏梗煎汤，调砂仁末服。苏梗一味，药内俱不可少，以其下气宽胸故也。临月胎滑，八珍汤最宜，或去人参、地黄，加条芩、苏梗。胎大加黄杨脑①二三茎，以破血破气，胎滑不用。难产用车前子一两、黄葵子五钱、当归四钱、川芎三钱、枳壳钱半，水酒各半煎服，或用冬葵子、车前子、急性子，各二钱，胡麻子，炒，五分，酒调热服。

助元固胎汤　气虚弱服此。

白术二钱　人参四钱　归身三钱　川芎七分　陈皮三分
炙草四分　紫苏三分　熟地二钱　条芩七分

脾胃久泻，减芩，加炒黄连四分，莲子十个。

补母寿子方　治生子弱，少寿，胎堕不安。

人参一钱，弱者二三钱　当归　白术各二钱　川芎八分
熟地二钱　条芩一钱　紫苏　陈皮　炙草各四分

禀厚肥人加陈皮，去白术、黄连四分；脾胃弱，常泄泻，加莲子十个，枳壳三分，砂仁三分，减熟地；多怒而泻，加木香三分；常燥渴，加麦冬一钱；惊悸加枣仁、智仁、龙眼肉。

加味大造丸

河车　人参　当归二两五钱　麦冬一两　五味子五钱
生地二两

脾胃弱，常泄泻，减地黄，加白术一两、山药一两、黄柏八钱；久泻去麦冬，蜜丸。

---

①　黄杨脑：黄杨木叶之别名。《本草纲目》："治妇人产难。暑疖，捣烂涂之。"

验 胎 法

经脉不行，已经三月，欲验有胎，用川芎末，艾汤调下二钱，有胎腹中，必微动。

恶 阻

恶阻者，有孕而恶心呕吐，阻其饮食是也。

因精血并而成胎，血虚不能统气，故气载痰上行，所以呕恶而阻饮食也，宜前胡饮子本门、旋覆花汤本门。因胃虚恶阻吐水，甚至十余日粥浆不入者，白术汤本门。呕吐日久不止，胃气虚甚，气滞作呕，闻谷气亦呕，六君子汤加沉香、藿香、陈米、砂仁、竹茹、姜汁，或干姜人参半夏丸。

三农治恶阻，诸药不纳，以苏梗三钱、砂仁一钱煎服。或乌药为君，沉香次之，人参、甘草又次之，为细末，以姜切片，黏药末，咬嚼，咽津液，极至丹田，过一时，又如此嚼，即愈。

前胡饮子《秘传》 治痰饮、气滞、恶阻。

前胡　枳壳　橘皮　半夏　茯苓　甘草　生姜

有热加黄芩，吐不止枳实换枳壳。

旋覆花汤

旋覆花　半夏　陈皮　赤茯苓　香附　川芎　竹茹

沉香　姜汁

半夏茯苓汤　治妊娠脾胃虚弱，饮食不化，呕吐不止。

半夏　陈皮　砂仁各一钱　白茯苓二钱　甘草炒，五钱
乌梅　生姜　大枣

香橘散

人参　白术　甘草炙　香附　乌药　橘皮　前胡　竹
茹　生姜

白术汤　治胃虚恶阻，呕吐，水浆不入，日久不止。

白术　人参　橘皮　丁香　甘草　生姜

人参半夏干姜丸

人参一两　半夏二两　干姜三钱

糊丸，米饮下。

治恶阻效方

橘红一钱　麦冬三钱　人参一钱　木瓜二钱　竹茹一钱
枇杷叶三片　藿香五分

又方，治恶阻，二陈汤加白术、藿香。

胎　动

胎动因毒药，用甘草、黑豆、淡竹叶；因顿仆，用阿
胶散；下血，佛手散；血出过多，八珍汤。大剂加益母
草，徐徐服之。

佛手散

当归二两　川芎一两

每服三钱，水一盏，煎干，入酒一盏，再煎一沸服。

胎动不安漏血。

白芍炒　阿胶　熟地　地榆炒　白术　白茯　黄芪各一钱　归身　川芎　甘草　艾叶

胎动漏血安胎，归身、益母草、艾叶、金银环。胎动不安用续断、杜仲各一两，艾二钱，虚加人参，烦热加条芩，胸膈不宽加砂仁。

胎　漏

妊娠肝脉沉细而弱者，主漏血。

胎漏自跌仆损伤外，有虚，有热。虚者，因劳伤脾肺，气虚不能统摄其血也；热者，因怒动肝火，或血中有热，或肝经有风也。跌仆损伤者，芎归汤加阿胶、续断、熟地、黄芪、艾叶、白蜡。因肝经有风，致血流散不归经者，芎归汤加防风、荆芥、条芩、枳壳。因怒动肝火者，养血平肝散归、芍、芎、生、柴、青、附、草。因血热者，加味逍遥散归、芍、术、茯、柴、薄、栀、丹、草。因脾肺虚弱者，补中益气汤参、术、芪、草、归、柴、升加阿胶、五味子。气下陷者，倍加升麻、柴胡。漏血过多，八珍汤参、术、茯、草、芎、归、芍、熟加阿胶、黄芪。从高坠下，腹痛下血，用生地、当归、黄芪、益母草、阿胶、白蜡。属气虚热者，阿胶、白术、黄芩、砂仁、香附炒黑、蒲黄糯米炒。

安胎散　治卒然腰痛下血。

熟地　当归　白芍炒　川芎　艾叶　阿胶　黄芪　甘草　地榆

寄生散　治胎漏、经行妄行不止。

当归　川芎　续断　阿胶　寄生　人参　白术　茯神　甘草

又方

当归　川芎　艾叶　白术各一钱　人参　寄生　续断　熟地各二钱

煎，空心服。

孕五六月胎漏下血。

当归　白术　黄芩各一钱　熟地　柴胡　苏叶各八分　藿香六分　人参三分　艾叶三十片

姜水煎服。

孕七八月腹痛胎漏。

黄芩　白术　栀子　甘草　柴胡各八分

灯心、姜水煎服。

经验方：治胎动漏血不止，用白蜡如鸡子大，溶化，入酒半升饮。

《肘后》用鹿胶一两，酒煮顿饮。

胎漏下血不止，阿胶三两，酒一碗半，煎化服。或用鸡肝二三具，酒煮食之。

胎漏，饮食如常，精神如故，此血盛有余也，儿大能饮，真血自止。

妊妇偶有所伤，能动胎元，腹痛不安，及下血者，用砂仁和皮略炒，不可十分焦黑。大抵妊妇不缺此药，不特安胎，而且易产妙妙。

胎　动①

胎痛属血虚气滞，宜四物汤加香附、砂仁、枳壳、条芩、苏叶。血虚悠悠而痛者，胶艾汤。胎气郁滞者，芎归汤加枳壳、香附、苏叶。因外邪所伤，独活寄生汤独、杜、牛膝、芎、归、芍、熟、茯、艽、寄、防、细、桂、草。劳伤元气，八珍汤加杜仲、砂仁、胶艾。

胶艾汤《良方》　治血虚胎痛。

当归　川芎　熟地　芍药　艾叶　阿胶　黄芪　甘草

水、酒各半煎。

胎前腰痛，杜仲、续断为末，鹿角胶丸酒下。

又方

四物加紫苏、香附。有妊腹痛，四物加乌药、陈皮、枳壳、白术、甘草。

子　肿

有孕而手足面目虚肿，或遍身浮肿者，名曰子肿。

有气逆者，有脾虚者，有湿胜者，有小便不利者。因

---

① 动：据下文文义应为"痛"。

气遏水道，水湿随气流走于经络而浮肿者，当顺气，泽泻散加腹皮、乌药；胸满腹胀，小便不通，遍身浮肿者，宜分利，防己散_{防、苏、桑、赤茯、木香}加车前子、滑石；若上气喘急，大便不通，小便赤涩，葶苈散；脾胃虚弱，饮食减少者，当补脾土，六君子汤_{参、术、苓、草、陈、半}加车前子；脾虚湿热下注，腰脚肿者，补中益气汤加茯苓；身重倦怠，湿胜者，宜渗湿，防己散加白术、泽泻，或加味平胃散_{本门}。外有孕至五六个月，腹大异常，不分胸腹，气逆胀满不安，此胞中蓄水也，鲤鱼汤_{本门}。

白术散《良方》　治子肿面目虚浮肿，肢体如水气。

白术二钱　茯苓皮　陈皮　桑皮　大腹皮　姜皮各一钱
木香少许

鲤鱼汤《良方》　治妊妇腹胀满，或通身浮肿，小便不利。

当归　白芍各三钱　白茯苓四钱　白术五钱　橘红一钱
生姜五片　鲤鱼一尾，去鳞肠煮汁，煎上药

泽泻散　治妊娠遍身肿满，上气喘急，大便不通，小便赤涩。

泽泻　桑皮炒　木通　枳壳炒　槟榔　赤茯苓　苏叶
带茎

葶苈散

苦葶苈炒，三钱　白术六钱　茯苓　桑皮　郁李仁　枳
壳　泽泻　苏子　槟榔各钱半

加味平胃散 治妊娠脚浮肿，因脾衰血化为水者。

苍术　厚朴姜制　白术　白茯苓　陈皮　甘草

为细末，枣肉捣成饼，干为末，紫苏汤下三钱。

青木香苏散

青木香　香附子　广陈皮　甘草　乌药　木香

等分，姜二片，紫苏五叶，日进三服。

孕妇四肢肿，宜护胎调养，双全散。

当归　白术　苍术　防风　木通　赤茯苓　猪苓　桂皮　甘草各八分

水煎服。

许学士治妊娠浮肿，用羌活，同萝卜炒，取羌活为末，酒下二钱，一日一服，二日二服，三日三服。

薛立斋治一妇子肿，用紫苏饮，三服而愈。

子　气

妊娠两脚浮肿，渐及腿膝，喘闷不安，或脚指缝出黄水，名曰子气，宜天仙藤散、防己散。若脾胃虚弱，肢体倦怠，饮食减少，宜佐以六君子汤。

天仙藤散《良方》　治妇人有水气以成胎，致两腿足浮肿。

天仙藤炒　香附　陈皮　乌药　甘草　木瓜　苏叶

防己散《良方》　治脾虚下部浮肿。

防己　桑皮　紫苏　赤茯苓　木香

子　烦

　　子烦者，妊娠而烦闷不安也。孕至三四个月，乃厥阴心主，及少阳三焦相火用事，心脾肺虚热故也。热乘心脾，则烦躁闷乱，犀角散、知母散；热乘心脾，则烦热口干，人参散。胃经实热，竹叶石膏汤参、石、门冬、半、草、竹叶；胃经虚热，人参黄芪散参、芪、术、归、芍、胶、艾、草。肝经火动，加味逍遥散归、芍、术、茯、柴、薄、栀、丹、草；肾经火动，加味地黄丸。内热烦闷，竹叶汤；气滞而烦，紫苏饮归、芎、芍、陈、苏、壳、腹、香附、芩、砂、术、姜、葱；气郁而烦，分气饮陈、青、半、桑、腹、苏、羌、茯、通、桂、赤芍、草；停痰积饮而烦，二陈汤加白术、黄芩、枳壳；气虚而烦，补中益肺汤参、术、芪、草、归、柴、升加山栀、麦门冬。

犀角散　治心肺虚热，烦闷。

犀角　地骨皮　麦门冬　赤茯苓　知母　生地　黄芩
竹叶　防风　甘草

竹叶汤　治子烦。

防风　黄芩　麦门冬　白茯苓　竹叶

人参散　治热乘心脾，烦热干渴。

人参　麦门冬　赤茯苓　地骨皮　干葛　黄芩　犀角
甘草

知母散　治烦躁、闷乱、口干。

知母　麦门冬　子芩　黄芪炒　赤茯苓　甘草

竹茹汤

竹茹一两

水一碗半，煎五分服。

治五心烦热，临产头痛。

香附一钱　丹皮　当归　生地　川芎　白芍　陈皮　黄芩　茯苓　桃仁　栀子　红花各七分

有痰加半夏；咳嗽加知母、贝母；火盛加石膏；不思饮食加白术；胀闷加枳壳。

子　悬

胎气不和，凑上心腹，胀满疼痛，甚则逼心闷绝，胎下始苏，名曰子悬，宜紫苏饮。亦有下焦虚寒，逼胎上撑，气冷面白，心痛垂死者，用附子、肉桂各二分为末，炒盐和匀，乘热罨①脐中，更服仓公下气汤。亦有恚怒，肝火内动，气逆胎上逼者，用小柴胡加山栀、枳壳、乌药。

紫苏饮《良方》　治气逆胎上，子悬，心腹胀痛。

当归　川芎　白芍炒　陈皮　紫苏　枳壳　大腹皮　香附　黄芩　砂仁　木香　生姜　葱白

下气汤仓公　治心腹两胁胀满。

---

① 罨（yǎn掩）：覆盖。

半夏　大腹皮　槟榔　青皮　桂心　羌活　紫苏　赤茯苓　陈皮　赤芍　桑皮　甘草　生姜

胎前胸膈饱闷，不思饮食，白术、黄芩、砂仁、紫苏、甘草。胎气不和，胸腹作胀，砂仁为末，少加吴茱萸，紫苏汤下。

子悬方

紫苏、橘红、麦冬去心，等分为末，每服四钱，用枇杷叶三大片　竹茹一钱五分

煎汤调服。

子　痫

妊娠头颈强直，筋脉拘挛，语言蹇涩，痰涎不利，时或发搐，不省人事，名曰子痫，不可作风治。因肝心风热，或肝火血燥也，宜羚羊角散、钩藤散。心肝风热，钩藤散；肝脾血虚，加味逍遥散归、芎、术、茯、柴、薄、栀、丹、草；怒动肝火，小柴胡汤加钩藤、青皮、羚羊角；气逆痰滞，紫苏饮归、芍、芎、陈、苏、壳、腹、香附、芩、砂、木、姜、葱；脾郁痰滞，二陈汤加香附、竹沥、姜汁。

羚羊角散　治妊娠冒闷，角弓反张，名曰子痫、风痉。

羚羊角　独活　酸枣仁　五加皮　薏苡仁　防风　当归　川芎　茯神　杏仁　木香　甘草

钩藤散

钩藤　当归　茯神　人参　苦梗　桑寄生

烦热加石膏。

卷之三

子　淋

妊娠小便涩滞，名曰子淋。

因肝血虚，肝火动者，滋肾生肝饮药、英、熟、丹、茯、五味、归、柴、术、草加车前子、山栀，或养血清肝散；肝经湿热者，龙胆泻肝汤柴、胆、车、通、泽、柏、生、归；肾阴不足，膀胱虚热者，肾气丸六味加归、生五味；火热乘肺者，黄芩清肺饮苓、芪、泽、草、猪、门、栀、通、瞿、扁、灯心；心经虚热者，安荣散；若淋中有血，因怒动肝火，小柴胡加山栀、生地；劳动肝火，补中益气汤参、术、芪、草、归、柴、升；厚味积热，加味清胃散莲、栀、丹、生、升、玄、骨、苍；肝经血热，加味逍遥散归、芍、术、茯、柴、薄、栀、丹、草。

养血清肝散

生地　当归　芍药　川芎　黄芩　山栀　知母　车前子　柴胡　茯苓

地肤子汤

地肤子　知母　黄芩　茯苓　白芍　枳壳　木通　升麻　车前子　甘草

安荣散　治心烦闷乱，小便涩淋。

麦门冬　通草　滑石　当归　人参　甘草　细辛
灯心

葵子汤　治子淋涩痛。

冬葵子　滑石　木通　榆白皮　杏仁　葱白

梅师治妊娠小便涩，水道热。

车前子五两　葵根三两

水五升，煎三升，分三服。

《秘录》治妊娠小便数，热痛酸楚，手足烦疼。

地肤子十二两

水四升，煎二升半，分三服。

子淋散　治淋涩，尿道频数作痛。

麦冬　白茯　木通　甘草　腹皮　淡竹叶　姜皮
灯心

虚烦不眠加参、防。

小便不通附转胞

妊娠小便不通，因脾肺气虚，不能下输膀胱者，补中益气汤参、术、芪、草、归、柴、升加茯苓、麦门冬；热气结于膀胱者，五淋散赤茯、赤芍、栀、归、通、滑、竹叶、茵陈、草加葵子、滑石、葱白，或八味丸加车前子；金为火烁者，黄芩清肺饮芩、茯、猪、栀、通、泽、车、瞿、蓄、草；肝脾湿热者，龙胆泻肝汤柴、胆、车、通、泽、柏、生、归；若因气血虚弱，不能升举，其胎下坠，压膀胱之口，或胞展膀胱于一边，名曰转胞，宜大补芪归汤_{参、术、苓、草、芎、归、}芍、熟、升麻，多加升麻、柴胡，仍将孕妇举足低头而卧，其胎自上，以帛兜住，溺自出矣。

薛立斋云：妊娠小便不通，百方不效，非八味丸不能救。

丹溪转胞医按_{见小便闭门}。

车前散　治小便不通，下焦有热。

槟榔　木通　陈皮　赤茯　车前子　赤芍　当归
滑石

大小便不通

妊娠大小便不通，因大小肠蕴热者，车前子散；气滞者，紫苏饮_{归、芎、芍、陈、苏、壳、腹、香附、苓、砂、木、}姜、葱加杏仁、槟榔、木香；肠胃气虚，补中汤_{参、术、芪、}草、归、柴、升加苏梗、杏仁；肝脾蕴热，龙胆泻肝汤_{柴、}胆、车、通、泽、柏、生、归；大肠血燥，四物汤加条芩、桃仁；风气大便秘涩，用枳壳、防风、甘草。

一妊娠五月，大小便不通，胸腹痞满，腿足及小腹刺痛难忍，用芎、归、赤芍、枳壳、槟榔、木通、滑石、杏仁、葱白、童便、水各一钟，煎八分，入大黄末二钱，车前子末二钱，再沸，入蜜四五匙，温服。大小便皆利而安。

车前子散_{大全}　治大小便不通，气急喘闷。

车前子一两　大黄炒，五钱　枳壳炒　杏仁炒　槟榔
木通各二钱半

每三钱，葱白三茎，童便一钟，煎服。

孕妇痢。

黄芩　白术　赤芍　赤茯

又方

当归　赤芍　赤茯　白术　泽泻　黄芩　甘草　黄连
木香　槟榔

红脓痢。

白术　黄芩　川芎各四钱

孕妇泄泻，两胁虚鸣，脐下冷痛，因食瓜果生冷及当
风取凉所致。

柯子皮煨　白术各一钱　陈皮　良姜炒　木香　白芍酒
炒，各五分　炙草　肉豆蔻

尿　血

妊娠尿血，因怒动肝火者，小柴胡汤加山栀；因劳役
动火者，补中益气汤；因厚味积热者，加味清胃散；因肝
经血热者，加味逍遥散；因脾气下陷者，补中益气汤。

续断汤　治妊娠尿血。

当归　生地各一两　阿胶　续断　赤芍各五钱

葱白汤下二钱。

遗尿不禁，白薇、芍药等分为末，调服。

脏躁悲伤

妊娠无故多悲，因心主三焦用事，肺受炎烁故也。经曰：肺在声为哭，在用为燥，火热烁金，肺不堪其屈烁，故无故多悲也，宜大枣汤、淡竹茹汤。

管先生治一妊妇，四五个月，遇昼则惨戚泪下，与大枣汤而愈。

薛立斋治一孕妇，悲哀烦躁，用淡竹茹汤为主，佐以八珍汤加山栀而安。

许学士治一孕妇，无故悲泣，用大枣汤而愈。后复患，以四君子加麦门冬、山栀而愈。

大枣汤

甘草三两　小麦三两　大枣十枚

水六碗，煎三碗，分三服。

淡竹茹汤　治妊娠脏躁，悲伤或作虚烦。

麦门冬　天门冬　小麦　半夏　人参　茯苓　竹茹
甘草　姜　枣

芎苏散　治外感风寒，浑身壮热，头目眩晕。

紫苏　川芎　白芍　白术　麦冬　陈皮　干葛　甘草
姜葱煎。

妊娠咳嗽。

紫菀　麦冬　桑皮　杏仁　炙草　桔梗　竹茹　生姜
咳嗽见红。

归身　熟地　天冬　麦冬　紫菀　桑皮　杏仁　甘草桔梗　片芩　五味子　阿胶　小蓟　竹茹

　　孕妇咳嗽，用贝母去心，麦炒，为末，砂糖拌丸，芡实大，每含化一丸。

不　语

　　妊娠不语，因儿胞大，壅塞其经脉也。盖胞络系于肾，肾脉系舌本，儿胞大，经脉壅塞，故咽喑也。分娩经通，自能言语，不必泛用药也。

欲　堕

　　妊娠未足月，腹痛如欲产，因外邪所伤，独活寄生汤独、杜、牛、芍、芎、归、熟、参、茯、芄、寄、防、细、桂、草；因元气弱而欲产，八珍汤参、术、苓、草、芎、归、芍、熟加杜仲、阿胶；痛而欲产，芎归补中汤，倍加知母；肝火动而欲产，小柴胡汤加白术、山栀；素因分娩艰难，有胎欲去，用麝香二分，牙皂二条，天花粉二钱，桃头、杜牛膝各七枚，入烧酒，共捣，薄绵裹如弹丸大，包系笔管头上，抵入户中，自下。

　　一妊娠七月，胎下坠如产，卧久少安，日晡益甚，此气血虚弱故也，朝用补中益气汤加茯苓，夕用八珍汤调理而安。

　　陈三农治一孕妇，腰痛甚，如欲小产，用杜仲一两，姜汁拌炒，续断一两，二味为丸，白汤送下，遂安。

芎归补中汤 治气血两虚而欲产。

艾叶　阿胶　川芎　当归　黄芪炙　白术炒　芍药炒　五味子　人参　杜仲　甘草炙　续断

十神汤 治气血虚不能荣养其胎，素多半产。

人参　黄芪　甘草　白术　当归　熟地　白芍　川芎　砂仁　续断　桑寄生

打胎，用杜牛膝涂麝香，绵裹，纳阴中。

一方用鼠屎煅①为末，酒下三钱。未下，饮酒催之，自下。

又方，自死败龟板一个，酥炙为末，每一两，水煎服，不问生死，胎自下。或以面粉、烧酒调服，即下后用绿豆甘草汤解之。

小　产

丹溪云：堕胎自跌仆损伤外，皆因气血虚不能荣养其胎，犹枝枯则叶落，藤萎则花堕也。又劳恐伤精，内火发动，亦能堕胎者，犹风撼其木，人折其枝也。火能销物，造化自然，病源乃谓风冷伤于子脏，此未得病情者，大抵因于内热，而虚者为多。盖孕至三月，正属相火，所以易堕。不然，何黄芩、白术为安胎之圣药耶？

---

① 煅（xiā 瞎）：热、干。

薛立斋云：妊娠数堕，须审某月，属某经，育养后有胎，预为调理，始不再堕。按：三四月欲堕，属手厥阴、三焦，宜当归散加阿胶、续断；五六月欲堕，属足太阳、阳明，宜补中益气汤加砂仁、阿胶；七八月欲堕，属手太阴、阳明，宜四君子汤加续断、阿胶。

东垣云：半产、分娩、漏下，去血过多，甚至目瞑无知者，因血暴亡，心神失养，阴血既脱，相火无制故也，禁用寒凉药。本气不病，是暴去其血，宜补而升举之。阳得血而神安，则目自明矣，用全生活血汤。若用凉剂，是血亡而气复脱也。因气虚而血不止，用人参黄芪汤；因肝经血热而血不止，四物汤加参、术、山栀；瘀血内停，腹痛，寒热，当归川芎汤；出血过多而发热，圣愈汤本门。发热烦躁，肉瞤①筋惕，八珍汤参、术、苓、草、芎、归、芍、熟；恶寒发热，玉露饮参、术、归、芍、芎、茯、五味、芪、熟、姜、柴、草、益母、十全大补汤参、术、苓、草、芎、归、芍、熟、芪、桂；汗不止而昏愦喘急，独参汤；大渴面赤，脉洪而虚，当归补血汤归、芪；身热面赤，脉沉而微，四君子加姜、附以回阳，仍参产后诸证调治。

陈斗岩治一妇，孕四月而堕，堕后腹肿，发热气喘，脉洪盛，面赤，口鼻舌青黑。陈曰：脉洪盛者，胎未堕也；面赤者，心火盛而血干也；口鼻舌青黑，肝气绝而胎死也。以蛇脱煎汤调平胃散，加芒硝、归尾服之，下死胎

---

① 瞤（shùn 顺）：肌肉掣动。

而安。

薛立斋治一妇，怀孕三月而堕，堕后发热，自汗，四肢软弱。曰：气血虚不能荣养其胎，故堕，堕后益虚，阴虚则发热，阳虚则自汗，以十全大补汤去桂加五味子而安。

又治一孕五月，服剪红丸而堕。堕后腹胀痛，服破血之剂，其痛益甚，手不可近，此峻药重伤脾胃也，用八珍汤倍参、芪，加半夏、乳、没，二剂而愈。

治一妇，苦于生育，有胎，以药去之，去后下血不止，呕吐，药食俱不纳，六脉细小欲绝，作毒药伤胃气，以独参汤，徐饮三四盏，呕吐止，投以八珍汤而愈。

当归川芎汤　治小产后瘀血，心腹疼痛，或发热恶寒。

当归　川芎　熟地　白芍炒　玄胡索　红花　香附牡丹皮　青皮炒　泽兰　桃仁

临服时，入童便、酒各半盏。

全生活血汤东垣

红花　蔓荆子　细辛　生地　熟地　川芎　藁本　白芍药　羌活　独活　防风　柴胡　葛根　升麻　甘草

人参黄芪汤　治小产气虚，血下不止。

人参　黄芪　白术　当归　白芍　阿胶炒　艾叶甘草

圣愈方

熟地　生地　黄芪　人参　川芎　当归

难　产

难产皆因产妇不会预闻生育道理，临事仓皇，用力失当，致有难产之厄。

无择云：难产多因儿未转顺，坐草太早，努力太过，以致胞衣破而血水干，产路涩而儿难下，有横产、侧产、偏产、碍产。倒产则先露足；横产则先露手或先露臀；偏产或露额角，或肩。所以然者，正由腹方痛时，儿身缠，转动未顺，即被用力一逼，遂致身横，故先露手、露肩；或子身未转，便致直下露足也。故产妇但觉腹内转动疼痛，即当解宽裙带，忍痛行立，或正身仰卧，甚勿坐立倾侧，必待儿转身向下，痛阵紧急，产门已开，儿头已顺，试捏产妇中指中节或本节跳动，方与临盆，始无横逆难产之患矣。切忌心怀惊恐，坐草太早。

若露手足者，急以针刺，擦盐少许，儿疼惊转，一缩即回矣；或令产妇仰卧，稳婆①推入，候儿自顺，方可用力。偏产亦然。若儿身已顺，产户俱开，儿已露顶，犹不下者，此因儿身回转，脐带攀肩故也，名曰碍产，即令产妇仰卧，徐推儿上，以中指按摩儿肩，去其肚带，方可用力。

若腹痛虽紧，产门不开，此属肾气坚闭也，宜用顺气

---

① 稳婆：是旧时民间以替产妇接生为业的妇女。

迅速之药，如腹皮、枳壳、柞枝、葵子、蛇皮、兔脑、笔头灰、弩弦之类，或加味芎归汤。

若血水先下，子门干涩，令儿不下者，宜用滑利之药，如猪脂油、蜜、榆皮、滑石、归尾、乳香之类。血水先下者，催生如神散；胞浆先干者，大料四物汤、加味芎归汤。仍浓煎葱汤，熏洗产户，更以油烛入阴中。若因寒月稽停①，劳动之久，风寒客于胞胎，使血气凝滞不下者，宜用温暖之药，如肉桂、芎归、葱白、牛膝、酒之类，外用吴茱萸、紫苏浓煎，热洗。时当盛暑，则启牖②开窗，多贮凉水，以防血晕、血溢、血闷之症。时兼严寒，则密闭产室，四围置火，下部加绵，以防胎寒、气滞、血结之患。

儿下时，不可遽然③平卧，必须靠坐良久，俟恶露下行，方可安卧。不然，恐血随虚火上行，贲④心入肺，以成危症也。若分娩艰难，劳伤元气，产妇垂危，产子已死，急以黄芪、芎、归数斤，水煎，乘热熏蒸满室，使产妇口鼻俱受其气，脐带以油纸燃烧断，藉其暖气，以补接子母阳气。

丹溪云：难产多见于郁闷安逸之人，富贵奉养之家，其贫贱劳苦者，少有也。盖郁闷则气滞，安逸厚养则气实

---

① 稽停：迟滞，停留。

② 牖（yǒu 友）：窗户。

③ 遽（jù 巨）然：骤然，突然。

④ 贲（bēn）：奔流。

故也。宜于未产前，预为料理。滞则开之，实则损之，虚则补之。

产时切勿惊恐，恐则气怯，怯则上焦闭，闭则下焦胀，气乃不行，宜紫苏饮或用芎、归各三钱，人参五钱，肉桂、苏梗各一钱，煎服。

王惛如治一妇，坐草五日不产，遍服催生丸散无效。曰："胎犹舟也，血犹水也，气犹风也。舟无水不行，无风不速。产及五日，气血俱败，丸散力缓，当用汤药治之。"遂用人参五钱，芎、归各三钱，龟板、发灰、硝黄各二钱，煎服，立下。

薛立斋治一妇，累日不产，服催生药不验，此坐草太早，心怀畏惧，气结而血不行也，用紫苏饮，一服而下。

刘复真治一妇，产当寒月，数日不下，妇已危矣，用红花浓煎，以帛乘热淋洗胎上，遂下。以严寒血凝气滞，见温暖则气行血流故也。后一人，遇冬难产，用姜、桂、吴茱萸煎汤温洗小便，即产，亦得此意。

易产方临月服。

榆皮散　妊娠临月，日二三服，滑胎易产。

榆皮焙干　葵子　阿胶　当归　乳香　枳壳　甘草

等分，蜜汤下三钱。

无忧散　治胎肥气逆，或瘦人血少，难产，临期服之，可保无虞。

当归　川芎　芍药　枳壳　乳香　发灰各三钱　木香

甘草各半钱

每服三钱。

滋荣易产方　至九个月，服之有益。

川芎　当归各二钱　茯苓　甘草各四分　陈皮　大腹皮
黄芩各八分　生地二钱　益母草一钱

易产效方

当归八钱　川芎　益母草各三钱五分　乳香二钱，焙去油

水、酒各一钟，煎八分，入乳香末，调匀服。胞浆水
破时，服之即产，立效。

催生方临产腰腹痛甚宜服。

加味榆皮散　滑胎易产。

榆皮二两，水三碗，煎二碗，入下药　当归　川芎各三钱
牛膝　大腹皮　枳壳各一钱半　槟榔

煎一钟，入黄葵子、乳香各二钱，滑石三钱，蜜半
盏，调服。血水先下，子门干涩，加阿胶、麻仁。冬月寒
气客胞胎，气血结滞，加肉桂、紫苏。产门不开，加发
灰、龟板。

阿胶汤　治生产不快及水浆先下而子门干涩者。

阿胶　滑石各一两　葵子一合　当归三钱　榆皮五钱
水煎服。

外用滑石油调敷产门内。

柞枝汤　治生产不快或死腹中。

柞枝一握　甘草三钱

水煎服。

一方用车前子、凤仙子、益母草各五钱，为粗末，水煎服。

一方用麻油半盏，煎沸，入蜜一酒盏，加朴硝五钱，酒调服。

催生如神散　治横生逆产，其功甚大。

百草霜①　白芷

等分，每三钱，童便、酒调下。

难产方

归尾　砂仁　益母草各三钱　赤芍　木通　枳壳　青皮　三棱　莪术　萝卜子　急性子　肉桂　苏子　干姜　吴茱萸　杜仲　苏木　红花　生地　熟地　大腹皮各二钱　厚朴　白术　川芎　槟榔　白芷各一钱　桃仁十二粒

葱七根，童便、酒、水各二碗，煎三盏，顿服。逆产加升麻五钱。产门闭加麻黄五钱。

又方

川芎二钱　当归三钱　益母草二钱半　枳壳六分　车前子一钱　红花五分　苏梗六分　白芷五分　砂仁五分　陈皮六分　木通五分　木香四分

水、酒各一碗，童便半碗，煎一碗，临产热服，即下。

---

① 百草霜：为稻草、麦秸、杂草燃烧后附于锅底或烟囱内的黑色烟灰。辛、温，入肝、肺、胃。功效：止血消积，清毒散火。

横生倒产，《本草》以参末、乳香末各一钱，丹砂末五分，研匀，鸡子白一枚，入姜汁三匙，搅匀冷服。

顺胎丸

砂仁四两　白术二两　条芩二两

为末，蜜丸。此丸半身服起，直至分娩，每服百丸，沸汤下。

香砂兔脑丸

通明乳香一两　朱砂七钱　兔脑

为丸，鸡头大，阴干。榆白皮汤下一丸。此方有加麝香一字①、丁香一钱者，尤验。

秘授兔脑丸

麝香二分半　朱砂二钱五分　石燕一对，醋煅　牛黄一分，俱为末　十二月兔脑

为丸，滚水下，即胎下。男左手握出，女右手握出。

《图经》治难产，以益母草汁半碗热服，无新者，以干者水煎服。

《积德》用云母粉五钱，温酒调下。

难产，或胎死腹中，用瞿麦浓煎服，或用桂心、童便、酒调服二钱。

十全方用麝香一钱，水调服。

生化汤　凡有孕七八个月，须预制二三服，至胞右一

---

① 字：古代衡名。一钱＝四字，即四分之一钱。

破，候见下地即服，不问正产半产，虽少壮产后，平安无恙，亦宜服二剂，以消血，生养新血。

川芎四钱　当归酒洗，八钱　炙草五分　桃仁去皮尖，十四粒　干姜炒黑，四钱

水煎七分，加酒六七匙，热服。渣留后剂，并煎两贴，共三贴，煎要在一两时辰，未进饮食之先，相继煎。因下焦恶露，服多而频，则速化而生新血矣。

交关不开

交骨不开，因阴虚而气不下行也，宜加味芎归汤加牛膝、阿胶、枳壳、大腹皮、葵子，或以人粪烧灰，蜜水调下，即开。

薛立斋治一妇，产门不开，两日不下，以加味芎归汤一剂，即时而产。

又治一妇，分娩素易，至四十妊娠，下血甚多，产门不开，与加味芎归汤一剂，又以无忧散归、芎、芍、壳、乳香、发灰、木香、草斤许，浓煎与服，以助其血而产。

加味芎归汤　治交骨不开，不能生产。

川芎　当归各一两　龟板　妇人发盐泥固济，煅存性

每五钱，水煎服。

胞衣不下

郭稽中云：胞衣不下，腹不胀痛，或痛，以手按之稍

缓，此气虚不能送出也，宜无忧散归、芍、芎、壳、乳香、发灰、木香、草。若胀满腹中，上冲心胸，疼痛喘急，此是血水入胞中，胞为胀满，故不得下。治若稍缓，则伤人矣，急用夺命丹、牛膝散俱本门，或以二指随脐带而上，带尽处以指连胞向下一捺，血覆其衣，随手下矣。若产胞经停之间，为风冷所乘，使血道干涩，致胞衣不出，宜芎归汤加乳香、没药。

薛立斋治一妇，胞衣不出，胸腹胀满痛，手不可近，用滚酒调失笑散蒲黄、灵脂，胎衣恶露并下。

又治一妇，胞衣不下，腹痛，手按稍缓，此气虚不能送出也，用无忧散而下。

牛膝散　治胞衣不下，腹中胀痛，急服此，腐化而下。

牛膝　川芎　硝石　蒲黄各三钱　当归　瞿麦各半钱
桂心五分　生姜

花蕊石散　治产后败血不尽，血迷、血晕，并胞衣不下。

花蕊石一斤　硫黄四两

入瓦罐中，盐泥固济，阴干，煅赤，出火毒，研细，童便、热酒下一钱。

夺命丹

附子五钱，炮　丹皮一两　干漆一两，炒烟尽　醋一升
煎大黄末一两，成膏，和丸梧子大，酒下五十丸。

胞衣不下，用血竭草，去泥，连根捣汁，和酒饮之，恶露并胞衣俱下。

胞浆水干，致胎不下。

用香油、蜜各一碗，和匀，铜锅内煎一二沸，掠去沫，调滑石末一两，顿服。外以油蜜于母腹上涂之。

盘 肠 产

临产则子肠先出，而后产子，子产之后，其肠不收，以醋水调匀，噀喷产妇面背，惊则收上，或以半夏末搐鼻①中，或以蓖麻子涂顶上。肠干，以磨刀水润肠上，内服好磁石汤，即收，或浓煎黄芪汤，浸肠，自上。大忌惊恐，恐则气下，而肠愈不收矣。

产门不闭

薛立斋云：产门不闭，气血虚也，宜十全大补汤参、术、苓、草、归、芎、芍、熟地、芪、桂加五味子。若因初产，肿胀燉痛而不闭者，用加味逍遥散归、芍、木②、茯、柴、薄、丹、栀、草；若肿即消而不闭者，用补中益气汤参、芪、术、草、归、柴、升、姜、枣，切忌寒凉药。

治一妇，阴门不闭，发热恶寒，用十全大补汤加五味子数剂而寒热退，用补中益气汤数剂而阴户闭。

---

① 搐鼻：将药物细末用手指或以纱布包裹，纳入鼻中，通过鼻黏膜吸收而发挥治疗作用。

② 木：疑为"术"。

又治一妇，阴门不闭，小便淋涩，腹内一物攻动，腹下胀痛，用加味逍遥散加车前子而愈。

又治一妇，脾胃素弱，兼有肝火，阴门肿痛，寒热作渴，呕吐不食，此真气虚也，先用六君子汤参、术、苓、草、半、陈以固脾胃，后以补中益气汤升举而消。

一妇形气充实，初产，玉门不闭，肿㿉作痛，此肝经湿热壅滞也，以逍遥散加山栀、丹皮、牛膝、车前子、泽泻而愈。

子宫不收

薛立斋云：子宫不收，气虚不能升举收敛也，用补中益气汤加醋炒芍药、半夏。

一妇，胞衣不下，努力太过，致子宫脱出如猪肚状，令用温汤浴之，即以手捹子宫着半边，去其恶露，即卧，徐徐推入而安。

死胎方论

子死腹中，多因难产，血水先下，胎干涸而然也。

须验产妇舌色，若青黑，反胎上冷，或胎重堕，或指甲青，腹胀闷，或口中臭秽，皆是胎死，急用朴硝五钱，温酒、童便调下。或以平胃散五钱，水、酒各一盏，煎数沸，入朴硝五钱，再沸，温服，胎化血水而下。或用锡粉、水银、枣肉为丸，豆大，每服三钱，水下。若产母面舌唇口俱青者，子母俱死。

陈无择云：面赤舌青，知其子死；面青舌赤，母死子生；面舌唇口俱青，吐沫，子母俱死。

陈三农治一娠妇，喘不得卧，众作肺受风邪。陈诊之，气口盛于人迎一倍，厥阴弦动而痰，二尺短而离经，盖得之毒药动血，致胎死不下，奔逼上冲，遂以催生汤榆皮、芎、归、牛膝、腹皮、壳、槟倍芎、归，煮二三升，服之，下死胎而安。

薛治一妇，勤苦负重，妊娠腹中阴冷重坠，口中甚秽，意其胎死，令视其舌青黑，与朴硝五钱服之，化下秽水而安。

一妇胎死，服朴硝下秽水，肢体倦怠，气息奄奄，用四君加芎、归、姜、桂而愈。

瞿麦饮 下死胎。

瞿麦　牛膝　归尾　葵子　榆皮　赤芍各二钱　大腹子　朴硝各三钱　桂心一钱

水煎顿服。

桂香散 下死胎。

桂香二钱　麝香一钱

为末，酒下。一方无麝香，有水银五钱，酒下。

半夏汤 治子死腹中，或胎衣不下。

半夏曲一两　桂心四钱　桃仁二十　大黄四钱　生姜

《梅源》治胎动下血，心腹疼，胎死，用芎、归各四两，水、酒各三升，煎三升，分三服。

《博枚①》治子死腹中不出，用朱砂一两，水煮数沸，为末，酒下。

《千金》治产经数日不下，或子死腹中，以瞿麦浓煎汁服之。

产　后

新产，脉沉小缓滑者生，坚强急疾洪数者死，黑气起及鼻者危，发喘者不治。

《机要》云：胎产之病，从厥阴经论，毋犯胃气及上、中二焦为主。三禁，不可汗，不可下，不可利小便。发汗则伤气，下之则伤脾，利小便则亡津液，变症蜂起矣。能不犯三禁，则荣卫自和，寒热自止矣。

丹溪云：产后当大补气血为主，虽有杂症，以末治之，宜用参、术、芎、归、陈皮、炙甘草、黄芩。如发热，轻则淡渗其热，重加干姜。盖此热非有余之热，乃阴虚生内热耳。干姜炒黑，能于肺分利肺气，入肝分引血药生血，所以必与补阴药同用也。

薛立斋去产后发热恶寒，或症似中风，或病痉状，或冒闷汗出，或恍惚、惊悸等症，皆气血虚极之象也，宜大剂参、芪、术、肉桂以补养之。如不应，急用炮附子，再

---

① 博枚：疑误，似为《十全博救方》。

不应，用人参一两，熟附三钱，顿服。如犹未应，乃药力未能及也，惟宜多服，自效。

加参生化汤 治产后诸危症。

川芎一钱　当归三钱　黑姜四分　炙草五分　人参二钱

产后血晕

产后眩晕，因恶露上行，则心下满急，口噤神昏，宜失笑散蒲黄、灵脂、七圣散归、芎、蒲黄、玄胡、桂心、芍、益母。仍用韭菜入瓶中，用滚醋灌之，时用搐鼻。

气血虚极而晕者，心下不满急，但昏闷烦乱，宜清魂散本门加当归、益母草、甘草。去血过多而晕者，芎归汤。遇劳即晕者，补中益气汤。

清魂散 治产后血气暴损，虚火妄动，血随火上，以致心神昏乱闷绝。

荆芥三钱　人参　泽兰　川芎各一钱

每二钱，热汤和酒调下。

三圣散 治恶露上行，腹痛血晕。

没药　血竭　五灵脂

等分，童便、热酒调下。

滋荣益气复神汤 治产后，若无血块，可服此；若感寒头痛，不可用。

川芎一钱　当归三钱　人参看人加　炙草四分　白术
黄芩　麦冬　枣仁各一钱　陈皮四分　五味子十粒　生地

《衍义》治产后血晕，身痉直，以鸡子清调荆芥末二钱服或童便亦得。

近效方 治血晕。

以红花二两，童便、酒各半，煎服。

《图经》治产后血晕昏迷，以五灵脂半炒半生，温酒调下一钱。

《本草》以人参一两，紫苏五钱，以童便、酒、水三合，煎服。

产后腹痛

产后腹痛，按之益甚，不恶食，不吞酸，或小腹有块，此是瘀血，宜失笑散蒲黄、灵脂，或七圣散本门，或清酒调鹿角灰服。若发热头痛，腹痛欲欲不止，按之则稍缓，此属血虚，宜四物芎、归、芍、熟地加参、术、炮姜。若胸腹饱闷，恶食吞酸，腹痛不可按，此属停食，宜保和丸。若痛而作呕，胃气虚也，六君子汤参、术、苓、草、半、陈；痛而作泻，脾气虚也，六君子汤送二神丸故纸、吴萸；痛而昏愦，口噤，冷汗不止，手足厥冷，阳气极虚也，六君子汤加附子。忽然脐腹疞痛①，此冷气乘虚入客于血分也，当归建中汤或五积散归、芍、芎、炮姜、参、苓、陈、苍、芷、麻黄、桔、半、桂、草、枣。因怒气腹痛，四物加木香、

---

① 疞痛：绵绵作痛。

柴胡。因气滞作痛，芎归汤加香附、木香、青皮。

《衍义》治一妇，产当寒月，脐腹胀满，痛不可按，百治不效。或作瘀血，将用抵挡汤。曰：非其治也，此脾虚寒，邪客于子门也。以羊肉四两，当归、川芎、陈皮各五钱，姜一两，煎服，二三次而安。

薛立斋治一妇，产后恶血上冲，心腹痛，用大黄等药，其血难下，复患头痛，发热恶寒，次日昏愦，自以两手坚护其腹，面色青白，作脾气虚寒而痛，用六君子汤加姜、桂而愈。

周慎斋治一产妇，腹胀痛，服败血祛瘀之药，致小腹胀痛硬，入大腹，用姜、桂、吴茱萸、荜茇，数剂而愈。

陈三农云：产后小腹胀痛，用益母草、肉桂、玄胡索、木香，视痛轻重加减。后不愈，或服红花、丹皮等药，瘀血不下，腹胀痛，只宜温中为主，中气足而血自下，用理中汤参、术、干姜、草，恶寒加肉桂；虚弱，保元汤参、术、草、陈、枣、姜加姜、桂，腹胀痛加红花、丹皮；寒热交作，十全大补汤参、术、苓、草、芎、归、芍、熟地、芪、桂加炒干姜；昏迷不识人，痰盛，芎、归、人参煎服，血下即愈。

失笑散 治瘀血上攻，心腹绞痛及儿枕块痛。

蒲黄 五灵脂

等分，醋水煎服或一味灵脂亦妙。

七圣散 治产后瘀血停滞，腹痛。

当归　川芎　蒲黄炒　玄胡索　桂心　芍药炒　益母草

盐汤调麝香五厘服。

四神散　治产后血虚腹痛。

川芎　当归　芍药炒　干姜炒

儿枕痛，用山楂一两半，砂仁、木香各五分，陈皮一钱，甘草三分，水煎服，酒过口。

儿枕痛，浓煎山楂汁，入砂糖，服之立愈。

儿枕痛，当归、赤芍、乌药、川芎、陈皮、红花、苏木、山楂、枳壳、香附，水二钟，煎服。

又方，用四物煎，调香附、灵脂末服；甚者，加桃仁泥四五分妙。

治血蛊，地苏木、红花、郁金、石菖蒲、香附、白豆蔻、归尾，水煎五分服。

恶露不下

恶露不下，用失笑散蒲黄、灵脂。气血凝滞，花蕊石散蕊石、硫黄。风冷相搏，七圣散加肉桂、干姜。

《韦舟》治产后血不下，以益母草捣汁煎，入酒搅匀服。

恶露不止

恶露不绝，因肝气热而不能生血，用六味地黄丸熟地、山萸、山药、丹、茯、泽；肝气虚而不能藏血，四物加参、术；脾气虚而不能摄血，用六君子汤_{参、术、苓、草、半、陈}；胃气下陷而不能统血，用补中益气汤_{参、芪、术、草、归、柴、升、姜、枣}；脾经郁热而血不归源，加味归脾汤_{参、芪、术、苓、枣仁、远志、归、草、木香、丹、栀、元眼肉、姜、枣}；肝经怒火而血妄行，加味四物汤_{归、芍、芎、熟生地、丹、栀、柴、牛膝、薏仁}；气血俱虚，十全大补汤_{八珍加芪、桂}；肝经风邪而血沸腾，一味防风丸；产后血不止，人参黄芪汤_{参、芪、术、归、芍、阿胶、艾、草}。

薛立斋治一妇，产后因怒，其血如涌，仆地，口噤目斜，手足搐搦，此肝经血耗风生，用六味丸一剂，诸症悉退，但食少晡热，用四君子加柴胡、丹皮、芎、归而愈。

产后发热恶寒

薛立斋云：产后发热恶寒，皆是气血虚弱，脾胃亏损不足之症，切不可发表降火。盖阴虚则发热，阳虚则恶寒。寸口脉微，阳不足，则阴气入阳中而恶寒；尺部脉弱，阴不足，则阳气下陷入阴中而发热。阴不足，阳往乘之，则阳内陷而发热，宜六味地黄丸_{熟地、山萸、山药、丹、茯、泽}；阳不足，阴往从之，则阴气上入阳中而恶寒，宜补中益气汤_{参、芪、术、草、归、柴、升、姜、枣}。阴阳不归其分，故寒热交争，而发热恶寒也，宜八珍汤_{参、术、茯、草、芎、芍、归、熟地}、十全大补汤_{八珍加芪、桂}、玉露饮_{本门}。若发热恶寒，头痛，连日不止，的系风寒乘虚入客，用小柴胡柴、芩、参、半、草加芎、归、苏叶、生姜微散之。切不可妄施汗下，虚其所虚，变为肉瞤筋惕，郁冒昏迷，手足搐搦，诸症顿起矣。

薛立斋治一产妇，恶寒发热，他治以小柴胡汤，致汗出谵语，烦热作渴，四肢抽搐，用十全大补汤二剂，益甚。其脉洪大，重按则无，此药力未及也，遂加附子，服四剂愈。

陈三农云：产后潮热，只作虚治，宜十全大补汤加炒黑干姜，此阳生阴长之义也。

玉露饮 治产后气血两虚，头痛，发热恶寒，或往来寒热似疟。

人参　白术　归身　白芍炒　川芎　白茯苓　五味子干姜炒黑　柴胡　甘草　益母草　黄芪　熟地

有汗，去柴胡，加蜜炙黄芪。

产后虚烦发热

薛立斋云：产后虚烦发热，烦躁作渴，此阳随阴散，气血俱虚也，用十全大补汤八珍加芪、桂。热愈甚，急加桂、附，切勿乱投凉剂。若阴血暴伤，阳无所附而为外热，用四物汤芎、归、芍、熟地加五味子、炮姜，补阴以配阳。若肌肤发热，面目赤色，烦渴引饮，此血脱发燥也，用当归补血汤归、芪。若胸膈满闷，嗳腐恶食，烦热，此食物停滞也，用六君子_{参、术、苓、草、半、陈}加曲糵、砂仁。若饮食懒贪，四肢无力，日晡烦热，此脾胃虚弱也，补中益气汤_{参、芪、术、草、归、柴、升}。饮食如常，小便无块①，乳房硬痛，此蒸乳发热也，用漏芦汤_{芦、升麻、大黄、芩、蓝叶、玄参}。恶露停蓄，小腹有块，腹痛不可按，此败血不行也，用七圣散。若误认火症，投以凉剂，祸在反掌。

人参当归散　治产后虚烦，短气烦闷。

人参　当归　麦门冬　生地黄　桂心　淡竹叶各二钱　芍药炒　粳米一合　大枣四枚

当归羊肉汤_{仲景}　治产后发热，自汗，肢体疼痛，名曰蓐劳。

黄芪一两　人参　当归各七钱　生姜五钱

羊肉一斤煮汁，煎上药，分五服。

加减四物汤　治产后阴虚发热，昼则明了，夜则发热。

当归　川芎　生地　熟地　柴胡　丹皮

加味圣愈汤　治产后血虚心烦，睡卧不宁，五心烦热。

熟地　生地　麦门冬　川芎　当归　五味子　人参甘草　黄芪　枣仁

---

① 小便无块：疑为小腹无块。

长生活命丹 治产后虚甚劳倦，脾胃弱，或伤食，误服消导，大伤脾胃，不思饮食。

人参二三钱　姜二片　麦芽五分，炒　莲子八个

锅焦饭研末，水煎上四味，每用药一钟，调饭末二三匙，最能开胃气。

卷之四

产后中风

产后口眼㖞斜，症似中风，此虚极之假象也。盖产后失血过多，阳火炽盛，虚热生风，或火载痰上，皆能令人口眼㖞斜，舌强不语，切不可误作风治，当大补气血为主，佐以治痰。

又，产后败血滞于经络，亦令人腰背强直，筋脉拘急，通身疼痛，宜作瘀血治。

凡此之类，皆状似风症而实非风也。治或一差，杀人必矣，慎之！慎之！

薛立斋云：产后口噤或四肢筋挛，或角弓反张，或手足瘛疭如痉症。有因气血耗损，腠理不密，汗过多而患者；有因去血过多，元气亏极，或外邪相搏者；有气血两虚，阴火内动者；有肝经风热血燥者；有阴血去多，阳火炽盛，筋无所养者。症虽不同，皆虚象也，惟宜固气血为主，稍佐以治病之药。如见恶寒发热等症，乃气血虚甚也，宜大剂参、芪、归、术、肉桂以培养之；如不应，急加熟、附；若犹未应急，用参附汤。借犹未应，此药力未到也，宜多用为妙。此等若肢体恶寒，脉微细者，此为真状；浮大，发热烦渴，此为假象；无力抽搐，戴眼反折，汗出如珠者死。

薛立斋治一产后牙关紧急，四肢抽搐，腰背反张，此因去血过多，元气亏损，阴火炽甚也，用十全大补汤加炮姜，二剂愈。

又一妇，产后筋挛臂软，筋肉睏①重，此气血俱虚而有火，用十全大补汤愈。

又治一产妇，因劳怒发厥昏愦，左手牵紧，两唇抽动，小便自遗，此因气血虚而肝火盛，用十全大补汤加钩藤、山栀、辰砂、远志而愈。

又治一妇，产后劳动，忽仆地而死，意其劳伤气血而发痉也，急用十全大补汤加附子，令人多方灌之，药汤入咽渐愈。

天麻丸　治产后中风，恍惚语涩，四肢不利。

天麻　防风各五钱　茯神　枣仁各一两　川芎　羌活各七钱　柏仁　远志　人参　麦冬　山药各一两　南星曲　半夏曲各八钱　当归二两　菖蒲八钱

蜜丸，辰砂为衣。

产后筋挛

产后四肢挛急，切不可作风治。盖肝主筋，产后亡血，故肝经风热炽盛，血燥而筋挛耳。经曰：风客淫气精

---

① 睏：同"困"。

乃亡，邪伤肝也，加味逍遥散_{归、芍、术、茯、柴、薄、草、}_{丹、栀}加羚羊角，兼服六味地黄丸，补肾生肝。然败血滞于经络，亦能令人筋脉拘挛，强直疼痛，宜当归散_{本门}。

当归散　治产后败血滞于经络，筋脉拘急，腰背强直，疼痛不安。

当归　川芎　玄胡索　没药　红花　牛膝　香附　桂心　羌活

酒、水各半煎服。

防风散　治产后气血不足，风邪所袭，肢节拘挛，项背强直。

防风_{一两}　桂心　赤芍_{各五钱}　羚羊角　酸枣仁　川芎　当归　羌活　牛蒡子_{各三钱}

产后风动强直不知人，鸡子清调荆芥末二钱服。

产后瘛疭

产后瘛疭，因阴血去多，阳火炽盛，筋无所养而然耳。故痈疽脓水出多，金疮出血过多，阳随阴散，宜八珍汤_{参、术、苓、草、芎、归、芍、熟地}加丹皮、钩藤，以补脾土。如小儿吐泻之后，脾胃亏损，多有此症，乃虚象也。若阳气脱陷者，补中益气汤_{参、芪、术、草、归、柴、升}加姜、桂，阳气虚败者，十全大补汤_{八珍加芪、桂}加姜、附，亦有复生者。

薛立斋治一产妇发瘛，遗尿自汗，面赤，或时青色，饮食如故，肝脉弦紧，此肝经血燥，风热致痿也。肝主小便，入心则赤，法当滋阴血、清肝火，用加味逍遥散归、芍、术、苓、柴、薄、丹、栀、草而愈。

又治一产妇，因怒口噤，吐痰，臂不能伸，小便自遗，左手脉弦，此肝血虚而风火妄动，筋无所养而然，用加味逍遥散，臂能伸，以补肝散、六味丸而安。

增损柴胡汤　治产后或经适断，口噤咬牙，手足牵搐昏冒。

柴胡　黄芩　半夏　人参　黄芪　石膏　知母　生地　甘草

交加散　治产后不省人事或瘈疭颤掉①。

当归　荆芥

等分，每二钱入酒少许，水一盏，煎服。

清神道魂汤　治产后昏厥。

川芎二钱　当归四钱　炙草五分　人参一钱　荆芥四分　干姜黑，四分　桃仁十二粒　肉桂五分

产后冒闷汗出

冒闷者，谓昏冒目瞑也。东垣云：因阴血暴亡，而火热上炽也，但补其血，则神自畅；若常时血下，当补而升举之。阳气得血而神安，则目明矣，宜全生活血汤红花、蔓

---

① 颤掉：抖动，摇动。

荆子、细辛、二地、芎、芍、藁本、羌、独、防、柴、葛、升、草。

薛立斋云：此症属大虚，宜固元气为主。汗不止，必变柔痉，宜用十全大补汤。

生津止渴益水汤

黄芪一钱五分　人参　麦冬　熟地各三钱　五味子十粒当归三钱　茯苓八分　甘草　升麻各四分　葛根一钱

产后汗多变痉，口噤身反胀。

川芎　当归　麻黄根　桂枝　防风　天麻　人参　甘草　羌活　附子　羚羊角

产　后　汗

产后多汗，因阴虚，血为阳所加也。若汗出不止，由阳气虚，腠理不密，而津液妄泄也。轻则当归黄连汤本门加五味子、麦门冬，甚则参附汤本门或十全大补汤八珍加芪、桂加熟附。若汗多而脉浮洪有力者，不治，以脉不为汗衰故也。然汗多亡液，大便必难，切不可下。汗多亡阳，阳虚则寒，故令郁冒。汗多不止，必变柔痉。三者宜大补气血为主，用十全大补汤。若但头汗出，此血虚下厥，孤阳上越也，急用十全大补汤加附子。

薛立斋治一产妇，略闻音响，其汗如水而昏愦，药到口即呕作，脾气虚败，用参、附为丸，含咽，渐加钱许，仍用参附汤而安。

又治一产妇，盗汗不止，遂致废寝，神思疲甚，口渴引饮，此血虚有热，用六黄汤二地、芪、连、芩、柏，内芩、连俱炒过，加人参、五味子、枣仁而安。

当归黄芪汤　治产后失血，腰疼自汗。

当归　黄芪　人参　芍药　甘草

水煮腰子，取汁煎药。

麻黄根汤　治产后汗。

黄芪炒　当归　人参　五味子　牡蛎煅　麻黄根
甘草

桂附汤　治产后气脱，汗不止，小便难，四肢难以屈伸。

桂心　芍药各钱半　甘草一钱，炙　附子五分　生姜
大枣

参附汤　治阳气虚寒，自汗恶寒，手足逆冷，或大便自利，脐腹冷痛，吃逆①不食②。

人参一两　附子炮，五钱　生姜三片　大枣二枚

生津益液汤　治虚弱，口渴，少力，由产后血少，汗多，内烦。

人参　麦冬　茯苓各一钱　大枣　小麦　竹沥　瓜蒌
根　甘草

大渴不止，加芦根。

---

① 吃逆：即呃逆。
② 不食：原脱，据《校注妇人良方》卷十九补。

产后惊悸

人之所生者，心；心之所养者，血。心一虚，神气不守，故多惊悸也，用十全大补汤加枣仁、柏子仁、茯神、五味子煎，调辰砂末服。

养心汤 治心血不足，惊悸不安。

黄芪一钱　茯神八分　当归二钱　川芎八分　麦冬一钱
远志八分　枣仁　白芷各一钱　五味子十四粒　人参一钱五分
甘草五分，炙

琥珀散 治产后血虚，惊悸不寐。

琥珀　辰砂　当归　没药　生地　柏子仁　酸枣仁
每服三钱。

加味归脾汤 治产后失血过多，发热有汗，睡卧不安，惊悸。

人参二钱　白术一钱　茯神一钱　当归二钱　益智一钱，炒　木香三分　炙草四分　枣仁一钱　麦冬一钱　熟地二钱
陈皮四分　圆眼肉八个

安神丸

黄连三钱，酒炒　生地　归身各三钱　炙草五分
为末蒸，并为丸，朱砂为衣，每服四十丸。

产后喘促

产后喉中气息喘促者，因下血过多，荣血暴竭，卫气

无依，独聚于肺，故令喘也，此名孤阳绝阴，最难治，宜
芎、归各钱半，人参三钱，五味子五分，或独参汤；若脾
肺气虚者，六君子_{参、术、苓、草、半、陈}加桔梗；若兼外
邪，加紫苏；阳气虚脱，补中益气汤_{参、术、芪、草、归、}
_{柴、升}；喘促多汗，手足俱冷，参附汤；若瘀血入肺而喘，
口鼻起黑气，急用人参一两，苏木二两，煎服，或加附子
三钱，亦有得生者。此气虚血散，胃绝肺败之症也。

薛立斋治一产妇，喘促自汗，手足俱冷，常以手护
腹，此阳气虚脱，用人参附子汤，四剂愈。

加味生化汤　治产后喘促气短。

川芎一钱　当归二钱五分　干姜四分　炙草五分　人参二
钱　桃仁十二粒　杏仁一钱

产后咳逆

产后咳逆，乃胃气虚寒之恶候也，宜六君子汤加丁
香、附子，甚则参附汤。若饮食不减，午后发热咳逆，此
阴虚虚火也，四物汤_{芎、归、芍、熟地}，下大补丸_{参、术、芪、}
_{茯、归、枸杞、山药、山萸、熟地、芍药、苁蓉}。

产后呕逆不食

产后呕逆不食，因胃气虚，及饮食过时，用六君子_{参、}
_{术、苓、草、半、陈}加藿香；虚寒加炮姜、木香；伤食加曲
蘗、砂仁；寒水侮土，益黄散_{陈、青、丁、诃、草}；肝木乘

脾，六君子加柴胡、芍药；命门火衰不能生土，八味丸熟地、山萸、山药、丹、茯、泽、桂、附；呕吐，手足俱冷，腹痛，乃阳气虚寒也，急用附子理中汤附、参、术、干姜、草。

安胃行血汤 治胃气不和，呕吐不食，七日内血块痛①。

川芎二钱 当归四钱 人参一钱 炙姜五分 桃仁十粒 炙草五分 砂仁四分 藿香四分

姜煎，有汗不用姜。

加减六和汤

川芎一钱 当归二钱 干姜四分 扁豆二钱 人参一钱 白豆蔻四分 藿香三分 山药一钱五分 陈皮三分 炙草四分 白茯苓一钱

姜水煎。

益胃升阳汤 治阴泄泻，前阴脱血，益气，此方主之。

升麻 柴胡各五分 炙草 归身 陈皮各一钱 人参一钱 神曲 黄芪各一钱五分 白术一钱 生芩三钱

心痛加白芍三分，桂少许。

产后唇青肉冷

产后唇青肉冷，汗出，目眩神昏，此非风寒，由心脾

---

① 血块痛：病证名，儿枕痛之别名。

二脏阳气虚极耳。经曰：脾之荣在唇，心之液为汗。急用参附汤，仍灸关元百壮。

产后浮肿

产后饮食少思，四肢浮肿，此中气不足也，宜补中益气汤_{参、术、芪、草、归、柴、升、姜、枣}、六君子汤_{参、术、苓、草、半、陈}。若饮食不贪，手足面目浮肿，上为喘保①，下为泄泻，此肺气虚寒也，六君子汤加姜、桂、砂仁；饮食不进，肚腹腰脚浮肿，小便不利，泄泻不止，此肾气虚寒也，加减肾气丸_{熟地、茯、山萸、丹、山药、泽、车前、牛膝、桂、附、术、茴}；寒水侮土，六君子汤加桂、附；水气浮肿，六君子汤加苍术，以实中气，切忌淡渗之剂；若肚腹浮肿，青筋，六脉芤涩不匀，此败血乘虚流注也，宜小调经散、抵圣汤_{俱本门}；若败血已下，小腹重坠益甚，此脾下陷也，补中益气汤。

杜先生治一妇，产后忽患浮肿，众作水气治，不效。曰：水气必咳嗽、小便不利，今便利而不作嗽，独手足寒，乃血虚气塞不通，故生浮肿也，治宜益血和气，用牡丹皮散愈。

产妇恶露不行，瘀塞溺道，小便不利，遍身浮肿，喘急不得卧，用牛膝膏_{本门}治之愈。

---

① 保：据文义当为"促"。

抵圣汤

赤芍　半夏　泽兰　人参　陈皮　甘草炒□一□　生姜

焙干，五钱

小调经散　治败血化水肿胀。

没药　琥珀　桂心　赤芍　当归　蒲黄各一钱　细辛

麝香各五分

酒下五分。

牛膝膏

丹皮　大黄　当归　桂心　桃仁　蒲黄　玄胡索　香

附　瞿麦　川芎　麝香

先用杜牛膝三两，水五碗，煎减半，入上药煎。

没药丸　治败血流经成痈疽。

当归一两　桂心　芍药各五钱　桃仁　没药各三钱　蛀

虫　水蛭炒，各三十

醋糊丸，间用五香连翘汤下。

升阳大补汤　治产后血崩，并老人崩淋。

白术三钱　人参三钱　当归三钱五分　川芎一钱　黄芪八

分　生地蒸熟，二钱　升麻四分　炙草五分　荆芥　白芷各四

分　陈皮五分　黄连炒，四分　防风一钱　羌活　黄柏炒，各

四分

泻不用汤；汤加麦冬一钱、五味子十粒；泻加泽泻五

分、莲子十粒；白带加半夏、苍术各一钱。

产后头痛

产后头痛因中气虚，用补中益气汤_{参、术、芪、草、归、}柴、升加蔓荆子；因阴血虚，用四物汤_{芎、芍、归、熟地}加参、术；气血俱虚，十全大补汤_{八珍加芪、桂}；肾水不能生肝，加减八味丸_{熟地、山萸、山药、五味、丹、茯、泽、桂}；风寒所伤，补中益气汤加川芎、蔓荆子。

薛立斋治一妇，产后患头痛，日用补中益气汤，缺则痛甚，稍劳则恶寒内热，作阳气虚，以前汤加附子一钱而愈。

陈三农治产后头痛面青，日久不止，作肾水不能生肝而血虚，用六味丸_{熟地、山萸、山药、丹、茯、泽}加当归、川芎、五味子而愈。

产后腹胀痛

产后两胁胀痛，若因肝经瘀血，用延胡索散_{本门}；肝经气滞，芎归汤加香附、青皮、柴胡、槟榔、木香、枳壳、桔梗；肝经血虚，四物汤_{芎、归、芍、熟地}加柴胡、参、术；气血两虚，发热恶寒，胸胁胀痛，八珍汤_{参、术、苓、草、芍、归、芎、熟地}加柴胡、丹皮、姜、桂辛温等药，助脾肺以行药势，不则反助其胀耳。

延胡索散　治产后恶露凝滞。

延胡索　桂心各两半　当归　五灵脂各一两

热酒下二钱。

梅师治产后余血不尽，奔上冲心，胀闷腹痛，以藕汁二升饮之。

治产后腹中鼓胀，气不转动，喘急，坐卧不安，以麦芽末一合和酒服。

产后身痛

产后遍身疼痛，肢体沉重，筋脉引急，手按痛甚者，此由产间五节开张，而瘀血溢滞也，用四物汤加桂心、桃仁、红花、泽兰、没药，酒煎服；午后痛甚，汗出痛止，手按稍可者，此血虚也，四物加参、术、炮姜、香附；若遍身作痛，恶寒拘急，脉浮紧，此风寒也，用五积散本门；若不详辨，误认伤寒，发汗变痉，急当大补气血。

周慎斋治一妇，产后受湿，遍身疼痛，众以风药治之，遂致卧床不起，手足渐细，此产后气血虚，而风药愈损其气故也，治宜大补气血，用参、芪各钱半，炙甘草、肉桂各一钱，当归三钱，防己五分，煎服愈。

一产妇遍身痛，坐不得卧，已经二月，痰多食减，众治不效，以参、归各一两，木香一钱为末，酒煎，分为九次，服之愈。

养荣壮肾汤 治产后腰痛。

当归二钱 独活 桂心 川芎 杜仲 续断各八分 防风四分 寄生八分

产后遍身痛。

当归二钱　甘草三分　黄芪　白术　牛膝各八分　肉桂
八分　韭白八段

五积散

当归　芍药炒　川芎　炮姜　人参　茯苓　陈皮　厚
朴　苍术　白芷　麻黄　桔梗　半夏　肉桂　甘草　大枣

产后如见鬼神谵语狂妄

产后如见鬼神，或言语谵妄，皆由心脾血少，阴虚烦
热，或瘀血停滞，致心神躁动而然。瘀血者，调经散本门；
血虚发热者，八物汤归、熟地、芍、芎、阿胶、芪、丹皮加炮
姜；心虚血少者，妙香散龙骨、益智、参、术、远志、茯神、朱
砂、草，生地、当归煎汤调下，或宁志膏参、枣仁、辰砂、乳
香，或柏子仁散。□□狂者，由血虚神不守舍也，宜补养
元气为主；败血上冲，大泽兰散；血虚神不守舍，用茯苓
散本门补其心虚，八珍散参、术、茯、草、芎、归、芍、熟地加
远志、茯神、柏子仁养其气血。总有痰涎，亦勿宜轻逐。

调经散

没药　琥珀　桂心　当归　芍药炒　细辛　麝香
姜汁

温酒调下二钱。

柏子仁散　治产后元气虚弱，瘀血停滞，狂言。

柏子仁　远志　琥珀另研　人参　当归　生地　桑寄

生　防风　甘草

用羊心一个，煮汁煎药。

茯苓散　治产后心虚惊悸，言语错乱。

人参　茯苓　远志　当归　芍药炒　麦门冬　桂心

甘草　生姜　大枣

蒲黄散　治败血上冲头，癫狂。

干荷叶　生地　丹皮

浓煎汤，调生蒲黄二钱。

产后血晕，不知人及狂言，用血竭研细，酒下二钱。

产后霍乱，手足逆冷，问无血块服此。

白术一钱　当归二钱　陈皮四分　干姜四分　丁香四分

甘草四分　人参一钱　附子五分

为末，每服二钱，米汤下。

产后不语

产后去血过多，心脾肾三经血少而舌强不能言语者，用参、芪、归、术、生熟地；因心气虚不能言语者，用七珍散、石连散俱本门；肾虚气厥不至者，用地黄饮子熟地、山萸、苁蓉、巴戟、白茯、石斛、五味、附子、远、菖、薄、麦冬、桂；大肠风热，加味逍遥散术、茯、归、芎、柴、薄、丹、栀、草加白芷、防风；脾经风热，秦艽升麻汤艽、升、葛、芍、参、防、桂枝、草、葱白、姜；肝经风热，柴胡清肝散柴、芩、归、生地、丹、连、栀、芎、升、草加白芷、防风；脾气郁结，加味归脾汤_{参、芪、术、茯、枣仁、远志、归、草、丹皮、栀、圆}眼肉、姜、枣加升麻；肝火太过，小柴胡汤_{柴、苓、参、半、}草加钩藤；脾气虚，用四君子_{参、术、苓、草}；气血俱虚，八珍汤_{参、术、苓、草、芎、归、芍、熟地}或独参汤；更不应，急加附子补气生血，若单用血药则误矣。

七珍散

人参 石菖蒲 生地 川芎各一两 防风五钱 辰砂五钱 细辛一钱

薄荷汤下二钱。

石莲散

石莲 人参 石菖蒲

每服五钱。

产后便秘

产后大便秘，因去血过多，血虚火燥，津液因衰，故大肠干涸也。日数虽多，不可用通利之药。若泥其日期，饮食数多，用药通之，攻伤中气，则通而不止者有之，利后愈虚愈结者有之，惟宜四物汤。琐阳、麻仁、枳壳、人乳之类补血润肠，必至腹满觉胀，欲去不能。粪在直肠，以胆汁导之，毋伤胃气可也。

养生化滞汤 治产后大便不通，误服大黄等药，致肚腹膨胀，或腹中血块不止。

川芎一钱 当归四钱 白芍一钱 陈皮四分 人参一钱

甘草二分　白术三钱　白茯一钱　桃仁十粒　香附三分　大腹皮五钱　肉豆蔻一钱五分

助胃润肠汤

川芎二钱　当归四钱　桃仁十粒　炙草五分　陈皮四分麻仁一分五钱，炒研

血块痛加肉桂、延胡索各五分；气虚汗多加芩二三钱，黄芪一钱；汗多而喘加麦冬一钱五分、五味子八粒；如大便不通十日以上，脱肛，必有燥粪，用蜜枣导之。

炼蜜枣法，用好蜜三两，炼至茶褐色，先用水湿棹①，倾蜜在棹上，用手作如枣样，插入肛门。

产后泻利

产后泻利，非脾胃虚不能消化谷食，即饮食倍而中气致伤，若用导水克削之剂，是虚其虚也，宜参苓白术散参、术、苓、草、苡仁、扁豆、山药、莲肉、砂、桔，或六君子汤参、术、苓、草、半、陈加曲糵、砂仁；久泻不止，用升阳益胃药中加乌梅、肉豆蔻；若饮食少思，去后无度，或腹痛，饮食不化，用人参理中汤参、术、干姜、草、桂加肉豆蔻、砂仁。

王惨如治产妇泻，弥年不愈，六脉沉迟，此元气下陷，寒热太甚症也。然汤药犹湿也，以湿治湿可乎？遂用

---

① 棹（zhào 照）：船用撑杆。

参、芪、苓、术、肉蔻、升麻、防风、甘草，用猪肚一枚，入莲肉一斤，好酒煮烂，捣和为丸，日进而安。

陈三农治一妇，产后滑泄，勺水、粒米勿容，即时泄下，半月余矣，六脉濡缓而弱，此产间劳力伤脾也，若用汤药，恐滋胃湿，遂以参苓白术散加肉蔻、生姜、枣肉为丸服，愈。

参苓莲子饮

人参二钱　白术二钱　白芍八分　当归一钱五分　白茯一钱　炙草四分　升麻三分　山药一钱　莲子十二粒

生化六和汤　治血块痛未除，日患霍乱。

川芎二钱　茯苓一钱　当归四钱　干姜四钱　炙草四分　砂仁五分　陈皮四分　藿香四分

姜水煎服。

产 后 痢

产后痢，不拘新久，切不可用荡积分利之剂。止①宜用六君子汤参、术、苓、草、半、陈加曲蘖、砂仁、山楂；呕吐加藿香；肝木刑脾加柴胡、炮姜；脾土虚寒加木香、姜、桂；寒水侮土，益黄散陈、青、丁、诃、草；久痢不止，补中益气汤参、芪、术、草、归、柴、升加肉果、乌梅；脾肾虚寒，补中益气汤□四神丸故纸、肉蔻、茴、木香；胃气虚弱

---

① 止：仅，只。

而四肢浮肿，四君子加薏苡仁、车前子、炮姜；久而不愈，是肾气虚损也，用四神丸_{故纸、肉蔻、茴、木香}、八味丸_{熟地、山萸、山药、丹、茯、泽、桂、附}以补足三阴。

健脾消食生化汤

川芎一钱　当归三钱　炙草五分　人参三钱　神曲一钱
白术一钱半　麦芽五分

如伤肉，加山楂、砂仁各五分。

误消健胃汤　治产后伤食，误服消导药，每致膨胀，或胁有积块。

人参　白术各二钱　茯苓一钱　甘草二分　当归二钱
陈皮四分　白芍一钱　大腹皮四分　砂仁五分　神曲一钱　麦芽五分，炒

如伤冷物，加吴萸。

食疗治产后泻血，以干艾灸、熟生姜各两半，煎浓汤，服即止。

乳汁不通，乳汁自出

乳汁乃气血所化，在上为乳，在下为经。冲任脉盛，脾胃气壮，则乳多而浓，衰则乳少而淡然。壮实妇人乳汁不通，此经气壅闭也，宜涌泉散_{本门}以疏通气脉；虚弱妇人，虽有不多，此脾胃气血俱虚也，八珍汤_{参、术、茯、草、芎、归、芍、熟地}加通草、天花粉，以补养血气或用当归补血汤_{归、芪}。内归、芪，大补气血而养乳汁之源，加葱白，

直走阳明经，以通乳汁之渠。外有气虚不能约制而乳汁自出者，宜四君子_{苓、术、参、草}加五味子；怒动肝胆之火而乳汁自出者，柴胡清肝散_{柴、苓、归、生地、丹、连、栀、芎、升、草}；肝经血热而汁自出者，加味逍遥散_{术、茯、归、芍、柴、薄、丹、栀、草}。无子食乳，乳不消散，结硬肿痛，用麦芽五钱，石膏、青皮、瓜蒌、甘草各钱半，煎服；或用归尾、赤芍、红花、牛膝各五钱，通其月事，则乳汁下行。若乳汁不下，麦门冬焙为末，犀角一钱，煎汤调服。

涌泉散

王不留行 穿山甲 通草 瞿麦 天花粉 青皮

气蹄一只，煮汁煎药。

一方加漏芦、当归、木通。

胞　　损

因收生不谨，致胞损而得淋涩之症，宜峻补，以参、术、黄芪煎膏，用猪羊胞煎汤调服。

阴挺下脱_{一名阴菌}

阴挺下脱，或因胞络损伤，或因子脏虚冷，或因分娩用力太过，或因肝脾气虚下脱，舒出如蛇，翻出如饼、如鸡冠，皆用补中益气汤_{参、术、芪、草、归、柴、升}，升补元气为主。若小便涩滞，因肝经湿热者，用龙胆泻肝汤_{柴、}

胆、草、车前、木通、泽、柏、生地、归尾，外用铁精①、羊脂二味，搅匀敷上，以热布裹炙，推上之。

陈三农云：产后阴脱，宜温中，用人参、肉桂、玄胡索各一钱，干姜、甘草各八分，血得温暖即行。泄泻后阴脱，保元汤参、术、草、陈、姜、枣加干姜，寒凉药禁用。

丹溪治一妇，阴中下一物如帕，有角，二歧，此子宫也，乃因气血虚弱而下，宜大补气以升提之，用参、芪、术各二钱，升麻五分，服二剂而入，但着席一片，如掌，落下心恐。曰：此非肠胃比也，肌肉尚可补完，以四物加参、芪，服数十剂而安。上症宜用十全大补汤加白芷、续断。

立斋治一妇，阴中挺出一条，约四五寸，闷痛重坠，水出淋漓，小便涩滞，朝用补中益气汤以升补脾气，夕用龙胆泻肝汤，以分利湿热而愈。

又治一妇，阴中突出如菌，四围肿痛，小便频数，日晡发热，或痒或痛，小便重坠，此肝火湿热而肿痛，脾虚下陷而重坠也，以补中益气汤加山栀、车前子而安。

三农治一妇，阴中有一物，如石塞之状，痛不可□，此石瘕也。治以大黄、肉桂、三棱、槟榔、桃仁、血竭、玄胡索、泽泻而愈。

① 铁精：铁的精华，纯铁。明·李时珍《本草纲目·金石一·铁精》引陶弘景曰："铁精，铁之精华也。出煅灶中，如尘紫色，轻者为佳。亦以磨莹铜器用之。"

阴　　肿

产后阴肿，此气血虚弱，用补中益气汤举而升之。如常阴肿，此肝经湿热，用龙胆泻肝汤<small>柴、胆、草、车前、木通、泽、柏、生地、归尾</small>清之。

产后阴肿，研桃仁敷之；阴肿痛极，马齿苋捣敷；或生疮，地骨皮煎汤，时时洗之。

《千金》治阴户疼痛，牛膝五两，酒三升半，分三服。

阴　　痒

食少体倦，阴中痛痒，此肝脾气虚，湿热下注也，用归脾汤<small>参、术、芪、茯、枣仁、远、归、草、木香、圆眼肉、姜、枣</small>加柴胡、山栀、丹皮、芍药、车前子、泽泻。

便赤肿闷，阴中痛痒，此肝经湿热也，用龙胆泻肝汤<small>柴、胆、草、车前、木通、泽、柏、生地、归尾</small>。

阴　　冷

阴冷，因肝经湿热，内郁邪气乘其本，正气走于经络间也，用龙胆泻肝汤加羌、升麻。

阴吹，此谷气实而胃气下泄也，用猪脂半斤，发二两，熬消，分二服。

阴　　疮

妇人生疮，乃因七情郁火损伤肝脾，湿热下注故也。

肿痛者，四物_{芎、归、熟地、芍}加柴胡、丹皮、山栀、胆草、车前子、泽泻、白芷；湿痒者，归脾汤加山栀、柴胡、丹皮；淋涩者，龙胆泻肝汤加丹皮、苍术、白术；肿闷重坠者，补中益气汤_{参、术、芪、草、归、柴、升}加山栀、丹皮。

阴　蚀

阴蚀者，阴中有细虫附食，痒不可当。食入脏腑，令人发寒热，与劳症相似，此属肝脾湿热下注所化，用龙胆泻肝汤_{柴、胆、草、车前、木通、泽、柏、生地、归尾}、加味逍遥散_{术、茯、归、芍、柴、薄、丹、栀、草、姜}，以治其内；外用猪肝切片，葱、椒，猪油炒香，纳阴中，俟虫附食，易取之。更以雄黄、桃仁、明矾、花椒，捣，塞阴中。

交合违理阴肿痛出血

妇人交合违理，阴中肿痛，宜补中益气汤_{参、术、芪、草、归、柴、升、姜}。若每交接，血出作痛，此肝火动而不能摄血也，用补中益气汤加丹皮、山栀、芍药。子宫有热，_{血海不固则交接亦致血出。}

师尼寡妇独阴无阳方论

褚澄云：凡疗师尼、寡妇，皆当另自制方，盖此二种寡居，独阴无阳，欲心萌而多不遂，是以阴阳交争，乍寒乍热，症类于疟，久则为劳也。

昔仓公治一女子，腰背痛，寒热，众治不效。公曰：此欲男子而不可得也。盖妇人以血为本，今肝脉弦，出寸口，是血盛也。男子精盛则思室，女子血盛则怀胎也，用小柴胡汤_{柴、芩、参、半、草}加生地、乌梅，抑肝而安。

许学士治一师尼，寻常恶风体倦，乍寒乍热，面赤心烦，或时自汗，大小柴胡杂进而益剧，三部脉无寒邪，但肝脉弦长而出鱼际，此独阴无阳也，用小柴胡汤加生地、乌梅而愈。

立斋治一女子寒热，诊其脉左寸弦长而出寸口，用小柴胡汤加生地、乌梅、秦艽而愈。

柴胡抑肝汤 治独阴无阳，寒热烦疟。

柴胡三钱半 青皮一钱 赤芍 丹皮各一钱五分 地骨皮 秦艽 香附 川芎 山栀各一钱 连翘 生地 神曲各八分 甘草三分

启脾汤 治寡妇、室女，思欲不遂，致伤脾胃，饮食少思，寒热如疟，面上或红或黄，无定色，心脉散乱，肾脉沉迟紧不定，皆思想致伤心脾所致。

白术 当归各钱半 人参 川芎 香附 柴胡 青皮 玄胡索 郁金 甘草梢各五分

生地黄丸 治室女、寡妇，独阴无阳，寒热似疟。

生地黄三两 赤芍一两 柴胡 秦艽 黄芩各五钱 香附 川芎各五钱

蜜为丸，乌梅汤下。

室女思虑伤心，经闭成劳论治

寇宗奭[①]云：室女童男，积想在心，思虑过多致劳损。男子则神色消散，女子则经水先闭。盖思虑则伤心而血逆竭，故神色散而月水闭；且心病则不能养脾，故不嗜食；脾虚则金亏，故发咳嗽；肾水绝，则木气不荣，而四肢干痿，故多怒，发焦，筋骨痿，五脏传遍则死。自能改心易志，用归脾汤参、芪、术、茯、枣仁、远志、归、草、圆眼肉、姜、枣。柏子仁丸补养心脾，庶可保生。切不可用苦寒之剂，复伤胃气，以致不起也。

茯苓补心汤 治心气虚耗，不能主血，不能制肺。肺得以乘肝，肝病则月水枯涸不调。此方补心元之虚，抑其肺气，调和荣卫，补养血脉。

即参苏饮苏、葛、前、杏、桔、壳、橘、茯、半、草、桑去木香，合四物汤。

柏子仁丸

柏子仁炒　牛膝酒洗　卷柏　当归　芍药炒，各五钱
泽兰叶一两

蜜丸。

---

① 寇宗奭（shì 是）：宋代本草学家，生卒里籍无考，《本草衍义》作者。

卷之五

附李自材先生女科纂

总 论

女人天癸未行，皆属少阴；天癸既行，皆属厥阴；天癸既绝，乃属太阴。二七而任脉通，天癸至，太冲脉盛，月事以时下。夫冲为血海，任主胞络，女子阴类，故经称癸水。三旬一见，象月盈亏，不失其期，因名月事。经行不慎，致病良多。虽心为主血，肝为藏血，皆统摄于脾。故补脾和胃，则精微上乘，和调于五脏而血生矣。凡经行之际，禁用寒苦辛散。

调 经

经将行而痛，气滞也，玄胡、香附、砂仁、枳壳；结块者，气凝也，木香、玄胡、乌药；行后而痛，血虚也，归、芍、芎、地。

色淡者，或为虚，四物汤加人参；或为痰，二陈加香附；紫色者，热也，生地、黄芩、花粉、丹皮；黑色者，热极也，芩、连、知、柏；色黑而黯者，寒也，四物加桂、炮姜。

来少者，过期者，皆虚寒也，八珍汤。

至期而口鼻出血者，错经妄行也，玄胡、丹皮、生地、木香、白芍、归尾、降香。

久而不止者，或热者，四物加栀、紫；或气虚不能摄，补中益气汤。

三月一至，名曰居经，大补气血，兼之疏滞，十全大补加香附、砂仁。

脐以上痛者，脾也，白术、陈皮、木香、炮姜；脐下痛者，肝也，青皮、木香、白芍、香附；当脐而痛者，肾也。按之痛减者，虚也，十全大补加玄胡、木香；手不可近者，实也，香、砂、玄胡、五灵、陈皮、川芎、当归。

伤脾多少，六君子加姜、桂；思虑伤脾，归脾汤加丹皮、玄胡。

郁怒伤肝，加味逍遥散 归、芍、芩、甘、术、栀、紫、丹皮。

瘀血凝滞，四物加桃仁、红花、蓬术、玄胡、肉桂、穿山、降香。

热入血室，外感而经水适来，昼安静，夜谵语，小柴胡加生地、丹皮；若涎潮昏喘，先化其痰，导痰汤 半夏、茯苓、陈皮、甘草、南星、枳实 加竹沥、姜汁。

月水不断

血热者，生脉散加生地、黄柏。

气虚下陷，补中益气加艾、阿胶。

因交感而致者，四物加参、芪、升麻。

因劳者，十全大补去桂，加升麻。

因怒者，逍遥散加木香。

久而血滑，补中益气加棕炭、莲房、石脂。

月水不调

因劳伤者，十全大补汤。

因郁怒者，逍遥散加香附、砂仁。

经　闭

胞脉属心，心气不得下通，则胞脉闭而经断。先降心火，丹参、黄连、茯神、麦冬、竹叶，然后补养，八珍汤加香附、玄胡、丹皮、郁金。

火旺血枯，六味丸加知母、黄柏。

郁怒所伤，逍遥散加木香。

血瘀，四物汤加玄胡、香附、丹皮、蓬术、桃仁、红花、山甲。

寒闭，理中汤送八味丸。

血　崩

经曰：阴虚阳搏谓之崩。崩者，血大至如山崩也。

热而赤者为阳，芩、柏、知母、生地、白芍、甘草、龟、胶；冷而淡者，或黑黯者为阴，鹿茸、桂、附、姜、艾。

脉洪，手足心热，心烦口苦，色紫黑，逍遥散加连、柏。

心神不宁，火发于心，黄连、茯神、远志、枣仁、麦门冬、竹叶、丹参。

相火炎灼，六味丸加知、柏、龟板。

脉沉迟，肢寒，血黯，或五色，或如豆汁，十全大补加鹿茸。

脾虚下陷，补中益气加山药、续断；脾虚有痰，六君加升、柴。

肝家湿热，龙胆泻肝汤_{木通、泽泻、车前、当归、生地、柴胡、胆草。}

久必以胃药收功，此要诀也。

赤白带下

带脉系于腰间，如束带之状。或七情内伤，六淫外客，成于胞门，遂为带下。

肝伤则带下如青泥，加味逍遥散。

肝挟湿热，龙胆泻肝汤。

血不足，四物加人参。

心伤，下赤带，归脾汤加竹叶、黄连、麦冬、丹参。

思虑伤，妙香散_{人参、黄芪、茯苓、茯神、甘草、桔梗、山}

药、远志、木香、辰砂①、麝香。

肺伤，色如涕，补中益气加栀、芩。

脾伤，色黄，六君子加柴、栀。

肾伤，色黑，六味丸加栀、柏、龟板。

挟湿痰，六君子加葵花。

淋露腥秽，腹脐冷痛，此败脓也，单叶红葵根、白芷、白矾、白芍，蜡丸。

瘀血，小腹痛，香附、五灵脂、玄胡、蓬术、归尾、桃仁、肉桂。

白浊白淫

属肾虚胞伤，金锁正元丹_{五倍子、补骨脂、苁蓉、巴戟、}胡芦巴、茯苓、龙骨、朱砂。

心气虚，归脾汤。

肝家怒火，逍遥散。

肝家湿热，龙胆泻肝汤。

肾家不能收摄，还少丹加龙骨、牡蛎。

右尺大，六味丸加龟板、知、柏。

师尼寡妇，有欲不遂，乍寒乍热，白浊白淫，知、柏、栀、柴胡、香附醋炒、丹皮、远志。

① 辰砂：原作"神砂"，据《太平惠民和剂局方》"妙香散"组方改。

前阴诸症

阴　肿

风客胞络，与血相搏，气滞不得疏泄。

如肝家湿热，龙胆泻肝汤。

郁怒，逍遥散。

挟寒，补中益气汤。

湿虫阴痒

内服龙胆泻肝汤，外以雄黄、黄柏、桃、杏仁，敷。煎小蓟、蛇床、川椒、矾汤，洗。煮猪肝四五片，乘热入户，虫出。

阴　冷

吴茱萸、肉桂，飞盐，绵裹纳入，三日再易。

阴中肉线

阴中出线一条，长二三尺，动之则痛欲绝，先服失笑散数次。以带皮姜三斤，研烂入清油二斤，煎，油干为度。用绢兜起肉线于水道，以前药熏之，冷则熨之。一日夜缩其大半，二日尽收。再服芎归人参汤调理之。如线断，则不可治矣。

阴　蚀

或痛，或痒，状如虫行。淋露浓汁，阴蚀几尽，皆由心神烦郁，胃气虚衰。故曰：痛痒皆属心火。阳明主肌肉，法宜补心养胃。

肝火为患，加味逍遥散，间用龙胆泻肝汤，外以鹤虱子煎洗。平胃散加贯众末，每二钱以熟猪肝拌药，纳阴户中。

他物伤血出

釜底煤同发灰敷，石脂、五倍子掺之。

患　鬼　魅

梦与鬼交，或言笑，或悲泣，不欲见人，脉迟伏状，如鸟喙，乍大乍小，如鬼魅所凭也。参、术、归、芪、茯神、远志、朱砂、菖蒲以安其神；雄黄、丁、沉、檀、冰麝、苍术、桃仁以解其邪；南星、半夏、香附、橘红、牛黄、天竺以祛痰，或苏合丸。

怀胎诸则

候　胎

时衄血，或转筋者，胎也。心脉动甚者，胎也。阴搏阳别谓之有娠。六脉浮沉，审无他症，而不月者，胎也。怀胎三月，尺必滑数；五月，但疾不滑。左尺大为男，右尺大为女，左右俱大为双胎。令妇南行，从后呼之，左回顾是男，右回顾是女。得诸阳脉为男，得诸阴脉为女。

验胎汤

川芎五钱　当归四钱

加艾叶煎服。待半日，腹中微痛，乃胎也。不即痛而血行。如不觉，再煎服。

白术、黄芩为安胎圣药，然黄芩犯胃不可多用。

胎　　忌

鸡与糯食同用，令子生寸白虫。

食鲤鱼、鸡子，令子生疮。

食犬，令子无声。

食兔，令子缺唇。

食鳖，令子短项。

鸭子同桑椹食，倒生。

食蟹，横生。

药　　忌

牛黄、牛膝、薏仁、轻粉、丹皮、桂、麝香、三棱、蓬术、槐子、桃仁、茅根、半夏菜油炒可、南星、通草、大黄、牵牛、巴豆、木通、皂角。

七月以后，诸不甚忌，惟忌巴、黄、附子、棱、蓬、轻粉。

十月安胎

初月肝，宜地黄、白芍、人参、白术、陈皮、甘草、生姜。

二月胆，宜阿胶、艾叶、丹参、人参、当归、地黄、姜、枣。

三月心包络，宜参、术、当归、阿胶、丹参、茯神、麦冬。欲生男者，宜于此月置斧床下，勿令人知。绛纱囊，佩雄黄一两。欲子美好，佩美玉。欲子贤良，宜近书史。

四月三焦，宜甘菊、参、术、芍、归、甘草、续断、厚朴。

五月脾，宜四君子加归、芍、姜、枣。是月四肢有，男女分。

六月胃，宜参、麦冬、地黄、白术、芍药、甘草、生姜、大枣。是月口鼻皆成。

七月肺，宜参、芪、麦冬、五味、甘草、紫菀。

八月大肠，宜缩胎丸陈皮三两，茯苓一两，白术二两，黄芩五钱，为末，粥丸服。

九月肾，宜归、地、苓、术、麦冬、阿胶。是月脏腑完备。

十月肥盛人，宜用枳壳四两，甘草七两，末服；虚人，加减达生散参、术、归、芍、陈皮、甘草、腹皮、苏梗。血虚，加地黄。痰，加橘红、茯苓。

胎前诸症

恶　阻

恶食择食，恶心呕吐，挟痰，枳壳、砂仁、茯苓、橘红、香附、前胡；食滞，木香、砂仁、苍术、厚朴、陈皮、甘草；脾胃虚者，异功散；怒伤者，香砂逍遥散；不能食者，异功散加香、砂。

子　悬

胎上逼心，名子悬，枳壳、苏梗、砂仁、前胡。虚者，兼进异功散。

内热脯热

用逍遥散。

胃火，黄连、陈皮、白术、枳壳、砂仁。

郁，归脾汤加香、砂。

胎　漏

壮盛者，不必治。

虚人，四物加阿胶、艾叶、山栀、柴胡。

风热者，紫苏、防风、黄芩。

血热，加味逍遥散。

去血太多，补中益气加阿胶、荆、芩。

跌仆及毒药伤胎，疼痛欲绝，芎、归各一两，煎服，加酒，日五服。胎不损者即愈，胎损者即下。

搐　搦

因怒，手足搐搦，钩藤、木瓜、香附、芎、归、木香。

去血者，参、苓、芪、术、胶、艾、陈皮、甘草。

因毒药者，甘草、黑豆、扁豆、淡竹叶为末，新汲水①下。

子死腹中

用丹皮、桃仁、茯苓、肉桂、赤芍，等分，丸服，立出必效。

胎水肿满

土不制水，血液散布，鲤鱼汤_{白术五两，黄芩四两，当}归、白芍各三两，鲤鱼煮汤，生姜煎服。

脾虚者，六君子加苍术、大腹皮、泽泻。

腹内钟鸣

鼠穴前后土，酒送三钱，立愈。

腹中儿哭

令本妇就地，四面拾针数百，使胞乳入儿口。亦用鼠穴边土，黄连汤送。

脏　　燥②

悲伤，枣汤_{小麦一升，甘草三两，大枣十枚，水六碗，煎三}碗，分三服。

淋，肾间虚热甚者，心烦闷乱。若颈项筋挛，语涩痰

---

① 新汲水：指刚刚打出的井水。
② 脏燥：病证名，即"脏躁"。出自《金匮要略·妇人杂病脉证并治》。《脉经》作"脏燥"。

多，羚羊角散羚羊角、枣仁、生地、槟榔、五加皮、赤芍、川芎、甘草、防风、当归、骨碎补、海桐皮，酒送服。

小便涩少，安劳散麦冬、通草、滑石、当归、灯心、甘草、人参、细辛。

肝经湿热，龙胆泻肝汤龙胆、泽泻、车前、木通、生地、当归、山栀、黄芩、甘草。

肝经虚热，加味逍遥散。

腿足转筋而小便不利，急用八味，缓则不救。

肺气虚而短少，补中益气加山药、麦冬。

小　产

七情、六气、劳动、饮食皆可堕产，而内热者，多患此症。第三月，属相火；第五月，属脾；第七月，属肺。凡堕胎，多在此三月，当审而治之。小产甚于大产，宜用心调摄。先期欲产，凉血补气；过期不产，补血行滞。

鬼　胎

正气虚，故邪乘之。补正气为主，以雄黄丸行之雄黄、鬼白、芥草、丹、砂、獭肝、蜥蜴、蜈蚣一条，蜜丸，酒送三丸。未行，再加一丸。初下清水，次下异物，或如虫行，即愈。

杨子建十产论

一曰正产

十月满足，腰腹作痛。胎下渐下，谷道挺急，继之浆破血出，便出产矣。

二曰伤产

夫产一月以前，忽然腹痛，如欲产，此名试月。未有正产之候，勿令人抱腰。虽当正产，用力逼早，使儿错路，或横，或倒，须待儿顺，身临产门，然后用力一送，儿即下生。

若腹痛或作或止，名曰弄痛。非正产之候，胎膈未下，谷道未挺进，胞浆未破，水血未出，虽出而腰腹不痛，未有的候，且令扶行熟忍，如行不得凭物坐卧。或服安胎药，得安即止。慎勿催生，待子逼临门，方可用力，并药催生也。

血虚者，或胞水已破，血涸者，用鸡子黄三四枚服。脉虚无力，加人参。气不顺，加砂仁。

三曰催产

浆破血来，脐腹作阵，疼痛腰重，已见正产之候，儿却未生，用药催之。或累日久而困倦，是正产之候，但儿难生，当服药以助元气，此名催产。

四曰冻产

冬月，天寒血凝，难产。勿去下衣，满房着火，暖若阳和，胎即易下。外用稻草灰乘热熨之。

五曰热产

夏月临盆，不可恣意取凉，损伤胎气。亦勿令人多，热气蒸逼，使产母血沸神昏。

六日横产

儿先露手，或出肩臂，此用力逼早之故。先推其手，令入直上。渐渐逼身，以中指摩其肩，推上而正之。须产妇仰卧，然后徐徐推上正之。候其身正，乃用推生药，方可用力，令儿下生。

七日倒产

用力太早，致儿不及回转，便直下露足。令产母仰卧，推其足入。勿令产母用分毫力，亦不得惊恐，使儿自顺矣。或用针刺儿脚心，涂盐少许即顺。

又法，以盐涂儿脚底，用指甲搔之，并以盐摩母腹上，又以中指取锅底煤涂儿足下，即顺生。

又取父名书于儿足即顺。

凡横生逆产，子死腹中，用黑豆一大合，炒熟，长流水与童便合煎服，神效。

八日偏产

儿身未正，产母用力一迸，致令儿头偏露而不得下。须令产母仰卧，轻推儿近上，以手正其头，然后用力送之。

九日碍产

儿身已顺，为脐带攀肩不能下也。令产母仰卧，轻推儿近上，用中指按儿肩，理脱脐带，即生矣。

十曰坐产

儿将欲生，其母疾①倦，久坐椅褥，抵其生路。急在高处系一手巾，令母手攀之，轻轻屈足，令儿生下，非坐在物上也。

盘 肠 产

临产，母肠先出，然后生子。产后其肠不收，用好醋半杯，新汲水七分，调匀，噀②产母面，每噀一收，三噀收尽。

古法用萆麻子四十九粒，研涂头顶，待肠收上，急洗去。若其肠干，以磨刀水少许，温润之。内用磁石煎汤饮之，即收上。若以水噀，恐惊则气散也。

又方，用香油五斤，煎热，盛盆中，约一食时，皂角末吹鼻取嚏，即上。

又，半夏水搐鼻中则上。

又，大纸捻，蘸香油，点火吹灭，使烟熏产母鼻，即上。

又，肠出，盛以洁净漆器，浓煎黄芪汤浸之，即上，忌用脚缸桶之类。

总 论

凡产妇觉腹内转动，即宜正身仰卧，试捏中指，中节

---

① 疾：据文义，当为"疲"。
② 噀（xùn 训）：喷水。

跳动，临盆即产。

若初觉不仰卧以待转胞，或未产而水频下，此胞衣已破，血水先干，必有逆生难产之患。

若胞衣破而不得分娩者，急用芎、归、乳香、木香、枳壳、车前煎服。

如血已耗损，芎、归、地黄、参、芪、白术、益母，大剂恣饮，亦有得生者。

大抵难产，多出于郁闷及安逸、富贵之家。如难产值大寒时，急以大油纸捻，徐徐烧断脐带，虽儿已死，使暖气入腹，母得复生，切勿刀割。

催生药

必腹腰俱痛，胎堕下，浆水破，然后服之川芎、归、车前子、砂仁炒。气虚，多加人参。外用萆麻三粒，巴豆四粒，入麝，贴脐中，即分娩。

若胞浆已破，恶水来多，胎干难下，以四物汤加人参服。又以葱浓煎洗户，更用酥调滑石末，涂产门，更服如意散参、乳香各一钱，朱砂二钱，麝二分，为细末，用鸡子清一枚，调药末，姜汁化开，冷服。凡横生倒生，即时顺下。

一方云母粉半两，酒温调服，不得增减，入口便产，万不失一。

横生难产，右脚小指尖灸二壮，立产。

交骨不开

阴器虚也，芎、归、灼过龟板、多子妇人头发一握

（烧存性）、人参、黄芪，一服即效。

下　死　胎

面赤舌青，知胎已死。桂枝一钱，当门子①一个，同研，酒调服，少顷，如手推下。

又方，用朴硝五钱，煎服，即下。倦者，与参、芪、芎、归同用。

又，用水银、朱砂炒，丸服，一钱，更效。

调　理　法

凡产毕，服热童便一杯，不可便卧，且闭目坐须臾。上床宜仰卧，勿侧卧，宜竖膝，未可伸。足高倚床头，厚铺裀褥，四壁无隙，以免贼风。用酸涂鼻，或烧醋炭漆器，以手从心捭至脐下，使恶露不滞。如此三日，以防血晕。

不问有病无病，皆服童便一杯。如善饮者，冲酒服。频食稀糜粥，蒸熟菜干。三日后，以鳖鱼煮淡，食少许，如食鸡子，须搅匀顿服，不可食囫囵者，勿食他物。须慎起居，少言语，以百日为度。

用苎麻作枕，止血晕，安腹上，止痛。

百日后，乃可交合，否则致病。

勿轻用发散，如芍药酸寒，伐生发之气。

---

① 当门子：麝香之别称。

产后诸症

胞衣不下

初时用力太过，产后体虚不能用力，且外冷乘之，则血道涩，故胞衣不出。血流入胞，上冲心胸，喘痛危殆。急宜断脐带，以少物系坠，用心先系，然后截断。不尔，则胞上掩心而死。如上法，则血不上潮，衣当萎缩而下。纵延数日，亦不害人，只要产母心安调养，终自下矣。切不可妄用手取，多致杀人。

治胎衣不下，牛膝一两，菜子一合，顺流水，急火煎服。

又方，黑豆一合，炒熟，醋一碗，煎三沸，分三服。

花蕊石散

蕊石一斤　硫黄四两

研末，纸筋泥封固瓦罐一个，待干，入药盐，白土固口焙，笼内烘，令透热，安在方砖上，垒小砖子于四围，入炭于中，从下起火，渐渐上彻，经宿炭消，取出研细，置地出火毒，童便热酒下一钱。此即疗金疮花石散，神效。

一法，取夫单衣盖井上，立出。

又法，用产母鞋底烘热，熨小腹，即下。

又方，用皂角刺灰，酒送一钱。路旁草鞋灰，童便送。

血　晕

败血流入肝经，眼花头眩，甚至昏闷，其故有三：一因用心使力多而晕，一因下血多而晕，一因下血少而晕。

先取醋涂口鼻，仍将醋令酸香满室，晕时以温醋噀其面，或烧旧漆器，如产母平日恶漆器者勿用。

恶露上攻，宜失笑散蒲黄生用，五灵脂淘净为末，醋服。服下血多，用芎归汤芎、归各一两。有痰，加二陈。

因劳心力而晕，补中益气汤同清魂散泽兰、川芎、人参、荆芥；或用鹿角烧灰，出火毒，研末，童便、酒送，即醒。外用半夏末，冷水丸入鼻中，无此患。

瘀血者，两胁、小腹按之尤痛，脉来有力。血虚者，多不痛，或按之痛减，尺必无力。

恶露不下

因劳伤气血，或挟宿冷，或风冷干之，用失笑散。

虚寒者，理中汤加桂枝。或益母草捣汁，入童便，酒冲服。

恶露不止

因经血虚伤，或挟冷，或挟热。

气热不能主血，六味丸。

肝虚不能藏血，逍遥散。

脾虚不能摄血，六君子加升、柴。

肝风血沸，一味防风散。

心 腹 痛

当分虚实。

儿枕痛，失笑散。

恶露既行而痛，八珍汤。

呕恶，六君子。

痛泻，六君子送四神丸_{肉果、五味、补骨、吴萸}。

食滞，吞酸嗳腐，枳实、白术、砂仁、山楂、香附。

血虚，四物加炮姜、参、术。

不 语

产后虚弱，败血闷于心窍。心气通于舌，心气闭，舌本强矣，七珍散_{参、菖、芎、归、地黄}。

谵 语

败血于心，七珍散同失笑散。

神虚者，归脾汤。

挟风者，防风、荆芥、菖蒲、芎、归。

感冒风寒，恶露不行，寒热如疟，昼则明了，暮则谵语，四物加琥珀、柴胡、黄芩。

痰，六君子加菖蒲、香附。

癫 狂

七情败血冲心，泽兰散_{泽兰、茯神、柏仁、人参、白术、川芎、当归、菖蒲、丹参、地黄、枣仁、远志、辰砂}。

中风恍惚

五脏俱虚，荣卫不足，风邪所乘也，宜大补气血为主，专治风则危矣。

肝火炽盛，十全大补加钩藤、山栀。

心神不足，十全大补加茯神、枣仁、辰砂、远志。

虚　烦

余血冲心，芎、归、玄胡、蒲黄。

虚烦而热，参、苓、甘草、竹茹、黄芩。

渴，麦冬、花粉、参、苓、地黄、当归、大枣，日食熟莲肉十次。

自　汗

汗多亡阳，甚而发痉，参、附、黄芪、白术、当归。

轻，用十全大补汤。

发　热

气血俱虚，十全大补汤。热不止，或愈甚，急加附子。若误作火治，必致杀人。

热甚而渴及小便不利，六味丸同生脉散服。

来往寒热

败血入肺则热，入脾则寒，误作疟治，谬矣！

时有刺痛者，败血也，四物加蒲黄、玄胡、五灵、香附。

但寒热，无他症者，十全大补汤。

脾虚食少，嗜卧，补中益气汤。

兼大便不通，十全大补汤加苁蓉，倍参、归。

尺脉弱，六味丸。

疟

多由败血而作，柴胡、芩、芍、半夏、芎、归、地黄。热多者，加丹皮、山栀。寒多者，加肉果、厚朴、生姜。

若用消导、发散及截药，多致不起。

久而不已，参一两，归、术各五钱，何首乌七钱，生姜五钱，三剂即安。

腹　胀

败血散于脾，则不能运化精微；散于胃，则不能受纳水谷。

不可用治胀之药，宜当归、地黄、苏梗，同六君子煎服。

水　肿

败血停留散布，则挟水肿满，小调经汤_{没药、琥珀、归、}芍、桂、麝、细辛。

当别其所因，分条施治，而攻下之剂所必禁也。

霍　乱

产后见之甚危。虚邪袭，饮食不消，触冒风冷。

渴而饮水者，五苓散。

寒多不饮水者，理中汤送来复丹。

有食者，藿香正气散。

稍愈，即用参、术。

咳　　嗽

多因中虚，外邪易入，或寒，或热，或风，或湿，或多食盐太早。

阴血虚者，四物加生脉散。

肺气伤者，四君子加芎、归、桔梗、麦冬。

阴火上炎，六味丸加参、术。

挟风寒者，补中益气加桔梗、紫苏。

瘀血入肺发喘，二味参苏饮人参、苏术。

血　　崩

此病得于产后，是谓重阳。或因七情不谨，或服止血药，致恶血不消故也。

因血滞，失笑散。

血虚，归芎汤。

肝火，加味逍遥散。

脾不裹血，归脾汤。

脾气虚不能摄血，补中益气汤。

厚味积热，清胃汤。

风热相搏，四君子加防风、枳壳。

淋　闭

内虚热客脬①中。

膀胱虚热，六味丸。

阴虚而阳无以化，六味丸加知、柏。

脾肺虚者，补中益气汤。

外用盐填满脐中，束葱白饼大艾炷灸，热气入腹，便通大验。

小便不禁

因胞破者，惟数日内治之，八珍汤加黄芪入猪脬。

肾虚者，益智、地黄、覆盆、桑螵蛸。

脾虚者，补中益气汤加益智仁，或用鸡内金，并肠一具，烧为末，酒服一钱。

产门不闭

努力太过，阴脱挺出，逼迫肿痛。

劳伤者，硫黄散_{硫黄、海螵蛸、五味子为末，掺之愈}；或桃仁、枯矾、五倍子为末，敷之。用补中益气汤，外用蛇床煎洗或炒熨。

有竟脱落者，服八珍汤，百帖自满。

暴怒肝火，龙胆泻肝汤。

生肠不收，五倍、白矾，煎汤洗之。

---

① 脬（pāo 抛）：膀胱。

乳　少

气血虚弱，经络不调所致。

乳汁勿投地，虫蚁食，令无乳。乳溢，可泼东壁土上佳。

如血气盛而壅闭，用冬葵子（炒）、砂仁（炒），等分为末，酒调服；又用土瓜根、漏芦各三两，通草四两，甘草二两，水八碗，煎三碗，分三服；又穿山甲为末，酒服一钱；又通草同猪蹄煮食，糯、粳米各半合，莴苣子一合，生甘草五钱，水煎，分三服。

如血气虚而不行，玉露散芎、归、芍药、人参、桔梗、白茯苓、甘草、白芷，十全大补汤加酒调服。又方，王不留行一钱，山甲五分。虚加参、芪、归、术、地黄；壮盛人，加通草、土瓜根、漏乳①。

乳　自　出

气虚之故，四君子加枣仁、五味。

未产前乳先出，名乳泣，子多不育。

气血俱虚，十全大补汤。

肝经血热，加味逍遥散。

肝脾郁怒，加味归脾汤。

出如涌泉，甚而昏晕者，名乳厥，先以独参汤灌之，更以大补汤服数十剂，方妥。

---

① 漏乳：据文义，当为"漏芦"。

或无儿饮乳，寒热肿胀，麦芽三两，炒，煎服，立消。

吹　乳

儿吹者，因母与儿俱睡，呼气不通，吹积乳内，遂成肿硬。若不急治，变成痈疽，皂角散皂角、炒蛤粉，等分，酒服二钱，消。

又方，乳香一钱，瓜蒌实一个，研匀，酒服，外用南星末，温酒调涂之；或用陈皮一两，甘草一钱，煎服，外用荆芥、羌活，煎汤熏洗。

吹乳将痈，马肠涂之，内用蔓荆子捣烂，酒服，以渣敷患处；或皂角五两，取汁，硝石半两，煎膏敷之。

又，葵根及子末，酒服三钱。

妒　乳①

乳头小疮，黄汁浸淫，经来累月，名妒乳，赤龙皮汤榆皮三升（切碎），水十碗，煎五碗，洗之。

治乳初肿痛，内消方瓜蒌一个，大甘草一寸，生姜一块，半生半熟，少顷，去败乳，再服即愈。

回　乳

无子饮乳，欲回转者，神曲，炒研，服二钱，即回。外用脚条布勒乳，一夜即回。

---

① 妒乳：病名，乳汁郁积之病证。《肘后备急方》："凡乳汁不得泄，《内经》名妒乳。"

喘

产后发喘极危，此下血多，卫气无主，名孤阳绝阴，难治。

服夺命丹<small>附子、丹皮、干漆，煎</small>，大黄膏丸，血去喘自定。

脾肺气虚，六君子加桔梗；兼外邪，加防风、紫苏。

中气虚寒，补中益气加姜、桂；虚脱，加附子。

瘀血入肺，人参、附子。

校注后记

清代陈治（字山农，一作三农，号泖庄），华亭（今上海嘉定华亭）人，祖上五世为医，陈治将先祖的遗书综合成册，编纂成《证治大还》。

陈治家族从宋代开始便为书香世家，自高祖开始五代从医，所著书有《璜溪医约解》《医师寱言》《外台秘典》《脉药骊珠》。陈治编纂《证治大还》四十卷，包括《证视近纂》二卷，《药理近考》二卷，《济阴近编》五卷，《幼幼近编》四卷，《医学近编》二十卷，《伤寒近编前集》五卷，《伤寒近编后集》五卷。

据《中国中医古籍总目》记载，《济阴近编》现仅存清康熙间贞白堂刻本。该刻本有《证治大还》丛书刊刻者序、作者自序、《济阴近编》小叙，版心有子目书名、有"贞白堂"三字，正文板框四周双边、每页 9 行、每行19～20字。版面基本清晰。藏北京图书馆、中国中医科学院图书馆、浙江中医药研究院图书馆、上海中医药大学图书馆、南京图书馆（残）、苏州中医院图书馆。

《济阴近编》，五卷，成书于康熙三十六年（1697），17 世纪末刊行，前四卷论妇女经、带、胎、产诸病证治。卷一讲述妇女脉象特点及经水不调、经行腹痛、崩漏等证治；卷二论述带下、恶阻、胎漏、子肿等证治，白带、白浊、白淫、白淋的区分辨别，以及血分、水分的不同，介绍求嗣原理、种子方等；卷三论述产科杂病证治，并载易产、催生方等；卷四为产后诸病证治；卷五附录李自材《女科纂要》，论述女科各病的简要治法，并附录杨子建的《十产论》。全书内容简要，辨证明晰，方药实用，书中药忌法有独到之处。

《济阴近编》一书，立足继承，注重创新，具有鲜明的学术特点。本书妇产科疾病的辨证选方十分严谨，充分体现了其方论结合，注重实用的原则。全书内容相当丰富，充分涉及妇产科经、带、胎、产、杂等各方面的辨证施治，并且有许多卓有见地的论述，对于拓展临床治疗思路、提高临床诊疗水平，具有借鉴指导意义。

一、承各家学说之精

《济阴近编》中承袭了历代医家关于经带胎产的精华，书中阐述了丹溪、东垣、薛立斋等各位大家关于妇人经带胎产疾病的治则、治法、方药。宗丹溪气、血、痰、郁四伤学说，从气血痰郁四个方面对妇科疾病辨证论治。如产后当大补气血为主，虽有杂症，以末治之，宜用参、术、芎、归等药；一妇阴中下一物如帕，有角歧，此子宫也，乃因气血虚弱而下，宜大补气以升提之，用参、芪、术、升麻等药。循《女科撮要》《校注妇人良方》精髓，强调精神因素在发病中的作用，将辨证论治和理法方药体系紧密结合，重视肝脾肾，用药偏于温补。

二、重视从气血论治

《济阴近编》中涉及各种辨证论治方法，有脏腑辨证、气血辨证、寒热辨证等。其中尤其重视从气血论治，如月经病、产前病中均有大量关于从气血论治的论述，以下简单总结月经病和产前病中从气血论治的辨证论治特色。

月经病，调理气血以治本调经。正如丹溪云：经水者，阴血也，阴必从阳，故其色红，禀火化也。血为气配，随气而行，依阳而运，气热则热，气寒则寒，气升则升，气降则降，气凝则凝，气滞则滞，气清则清，气浊则浊。成块者，血之凝也；将行作痛者，气之滞也；错经妄行者，气之乱也；紫者，气之热也；黑者，热之极也；经少色淡者，血虚也；行后作痛，力倦食少者，气血俱虚也。用到补气养血、行气活血等法，补气养血善用黄芪、党参、白术、川芎、当归等药，行气活血则选用柴胡、归尾、川芎、赤芍、莪术、姜黄、桃仁等药。在治崩漏中云："血崩气脱，先以补中益气汤，当归少用，腰痛加杜仲、续断，后以十全大补汤，血药少用，微加陈皮以开郁。"此为以补气生血为主，重用补气药佐以血药。

在治疗产前病方面，陈治循《明医杂著》，认为产前诸症，皆胎气所致。盖妇人有娠，则精气皆并而成胎，脾气虚矣。脾虚则不能运化饮食而生湿，湿生痰，痰生热，热生风也。故产前当补脾、养血，如《金匮要略》当归散之类。盖补脾则中气固，而无半产、欲堕之虞；养血则胎有所资，而无坐草艰虞之苦。《妇人大全良方》亦云：气顺则血和，胎安则产顺是也。主要以行气、补气、养血为主，多用香附、砂仁、枳壳、苏叶、党参、白术、黄芪、川芎、当归、白芍、熟地黄等药。正如三农治恶阻，诸药不纳，以苏梗三钱、砂仁一钱煎服，或乌药为君，沉香次之，人参、甘草又次之，为细末，以姜切片，黏药末，咬嚼，咽津液，极至丹田，过一时，又如此嚼即愈。

三、重用补中益气汤

补中益气汤方出自李杲《脾胃论》，其根据《素问·至真要大论》"损者温之""劳者温之"的宗旨而制定，为补气升阳、甘温除大热的代表方，由黄芪、炙甘草、人参、当归、陈皮、升麻、柴胡、白术组成。方中重用黄芪，补中益气，升阳固表为君药；辅以人参、炙甘草、白术益气健脾，助黄芪增强补中益气之功而为臣药；用当归养血和营，助参芪以补气生血，配陈皮理气和胃，使诸药补而不滞，用少量柴胡、升麻，助主药以升提中气，共为佐使。本方原为气虚发热而设，用于治疗气粗而喘，身热而烦，脉洪大并头痛，或渴不止，皮肤不胜风寒，或生寒热等症。

《济阴近编》中补中益气汤运用分析：

1. 经水不调

陈氏认为："盖心统诸经之血，脾为生化之源，心脾和平，则经候如常；脾胃虚损，心火妄动，斯月经不调矣。"故在经水不及期中，因劳役动火用补中益气汤；因脾胃虚所致经水不调，伴有脉微、食少、体倦、发热者，以补中益气汤治之；因脾肺气虚，不能约制经水者，补中益气汤加川芎、芍药、五味子；热伤元气者，补中益气汤加五味子、麦冬、炒黄柏；血崩气脱时，先以补中益气汤，当归少用，腰痛加杜仲、续断，后以十全大补汤，血药少用，微加陈皮以开郁。

2. 带下病

陈三农谓："带下，皆当壮脾胃升阳气，佐以各经见症之药。"阳气下陷时，单用补中益气汤；带下色白属肺，补中益气汤加山栀。如为湿痰下注，陈氏认为，"不可拘于肥人多痰，瘦人多火，而以燥湿降火药轻治之也"，以补中益气汤加苍术、半夏、茯苓、黄柏治疗。另外，对于带下失治的情况，陈氏提出，"治之不早，必为潮热、红带，用补中益气汤加赤芍、红花"。

3. 妊娠病

陈氏认为："胎漏自跌仆损伤外，有虚，有热。虚者，因劳伤脾肺，气虚不能统摄其血也；热者，因怒动肝火，或血中有热，或肝经有风也。"因脾肺虚弱而致胎漏者，用补中益气汤加阿胶、五味子，伴气下陷者，倍加升麻、柴胡；子淋因劳动肝火者，用补中益气汤治之；子肿因脾虚湿热下注，腰脚肿者，以补中益气汤加茯苓；因脾肺气虚，不能下输膀胱而导致妊娠小便不通，则以补中益气汤加茯苓、麦冬；针对妊娠尿血，无论病因为劳役动火还是脾气下陷，均宜用补中益气汤治之；妊娠未足月时，因气血虚弱，胎下坠如产，卧久稍安，日晡益甚，则朝用补中益气汤加茯苓，夕用八珍汤调理。

4. 产后病

产后遇劳即晕或因胃气下陷而不能统血所致恶露不绝，均可用补中益气汤。陈氏认为：“产后瘈疭，因阴血去多，阳火炽盛，筋无所养而然耳。”若阳气脱陷者，补中益气汤加姜、桂；如阳气虚脱，致产后喉中气息喘促者，予补中益气汤；如中气不足，症见产后饮食少思，四肢浮肿，宜补中益气汤；若脾气下陷，败血已下，小腹重坠益甚，也宜补中益气汤。

产后头痛，因中气虚，用补中益气汤加蔓荆子；产后头痛，因风寒所伤，补中益气汤加川芎、蔓荆子。

陈氏认为：“产后痢，不拘新久，切不可用荡积分利之剂。”久痢不止，补中益气汤加肉果、乌梅；脾肾虚寒，用补中益气汤。

阴挺下脱，或因胞络损伤，或因子脏虚冷，或因分娩用力太过，或因肝脾气虚下脱，皆用补中益气汤升补元气为主；因气血虚弱而致产后阴肿，用补中益气汤举而升之。

治疗产门不闭，若属肿即消而不闭者，用补中益气汤，切忌寒凉药；阴门不闭，伴发热恶寒，先予十全大补汤加五味子使寒热退，再用补中益气汤而阴户闭；脾胃素弱，兼有肝火，症见阴门肿痛，寒热作渴，呕吐不食，先用六君子汤以固脾胃，后以补中益气汤升举而消。

5. 杂病

陈氏认为："妇人生疮，乃因七情郁火损伤肝脾，湿热下注故也。"阴疮肿闷重坠者，补中益气汤加山栀、丹皮。妇人交合违理，阴中肿痛，宜补中益气汤；若因肝火动而不能摄血，每交接，血出作痛，用补中益气汤加丹皮、山栀、芍药。

综上所述，《济阴近编》中补中益气汤之灵活运用，充分体现了"异病同治"的辨证论治观，启迪了后代学者的思路。历代医家经过反复实践探索，不断将补中益气汤的临床适用范围加以扩展，使其成为广泛使用的名方之一，为中医药的继承与创新及提高临床疗效指明了方向。

总 书 目

I

本　草

方　书

卫生编

袖珍方

仁术便览

古方汇精

圣济总录

众妙仙方

李氏医鉴

医方丛话

医方约说

医方便览

乾坤生意

悬袖便方

救急易方

程氏释方

集古良方

摄生总论

辨症良方

活人心法（朱权）

卫生家宝方

寿世简便集

医方大成论

医方考绳愆

鸡峰普济方

饲鹤亭集方

临症经验方

思济堂方书

济世碎金方

揣摩有得集

亟斋急应奇方

乾坤生意秘韫

简易普济良方

内外验方秘传

名方类证医书大全

新编南北经验医方大成

临证综合

医级

医悟

丹台玉案

玉机辨症

古今医诗

本草权度

弄丸心法

医林绳墨

医学碎金

医学粹精

医宗备要

医宗宝镜

医宗撮精

医经小学

医垒元戎

医家四要

证治要义

松厓医径

扁鹊心书

素仙简要

慎斋遗书

折肱漫录

丹溪心法附余

IV

叶氏女科证治

妇科秘兰全书

宋氏女科撮要

茅氏女科秘方

节斋公胎产医案

秘传内府经验女科

儿　科

婴儿论

幼科折衷

幼科指归

全幼心鉴

保婴全方

保婴撮要

活幼口议

活幼心书

小儿病源方论

幼科医学指南

痘疹活幼心法

新刻幼科百效全书

补要袖珍小儿方论

儿科推拿摘要辨症指南

外　科

大河外科

外科真诠

枕藏外科

外科明隐集

外科集验方

外证医案汇编

外科百效全书

外科活人定本

外科秘授著要

疮疡经验全书

外科心法真验指掌

片石居疡科治法辑要

伤　科

伤科方书

接骨全书

跌打大全

全身骨图考正

眼　科

目经大成

目科捷径

眼科启明

眼科要旨

眼科阐微

眼科集成

眼科纂要

银海指南

明目神验方

银海精微补

医理折衷目科

证治准绳眼科

鸿飞集论眼科

眼科开光易简秘本

眼科正宗原机启微